柏木邦友

とれない「痛み」はない

GS 幻冬舎新書 671

はじめに

麻酔科医は「痛みの専門家」

みなさんは、現在、身体のどこかに「痛み」を抱えていますか？

日々の不調や病気、けがなどに伴う痛みは、ときに生活の質を大きく左右することさえあります。

今まさにとりたい痛みがある方はもちろん、手術の予定がある方や、家族が痛みで苦しんでいる姿を見た方など「できるだけ痛い思いをしたくない」という方は多いと思いますし、本書を手にとってくださったみなさんは、痛みへの適切な対処法があるなら詳しく知りたいと思っているのではないでしょうか。

しかし、これほど健康に関する情報が世の中にあふれる中でも、これまで「**そもそも痛みとは何なのか**」「**痛みはどうすればとれるのか**」といった点にフォーカスした情報はあまり多くなかったように思います。

みなさんの中にも、痛み止めを服用してみたり湿布薬を貼ってみたりしながら痛みを我慢し、「痛みがとれないのは仕方がない」と半ばあきらめてしまっている方がいるかもしれません。

そこで本書では、麻酔科医の私が「痛みの専門家」の立場から、正しい知識と痛みへの適切な対処法をお伝えしていきたいと思います。

麻酔科医が「痛みの専門家」であるというのが、ピンとこない方もいらっしゃるかもしれません。

一般には、麻酔科医というと「手術室で麻酔の管理をする医師」というイメージを持っている方が多いのではないかと思いますが、全身麻酔には「鎮痛《ちんつう》（痛みがないこと）」「鎮静《ちんせい》（意識がないこと）」「不動（動かないこと）」という三大原則があります。

「麻酔」の中の重要な要素の一つに「痛みをとること」が含まれており、つまり麻酔科医というのは「鎮痛について深く学んだスペシャリスト」なのです。

ちなみに、内科や外科などの診療科は特に許可を得なくても看板を掲げることができますが、麻酔科医という看板を出すには、厚生労働大臣の許可が必要です。具体的には、医師免許取得後に初期研修医として２年間働いた後、さらに麻酔科専従で２年間働くか、または麻酔科に従事して気管への挿管による全身麻酔を３００症例以上実施した経験を有することで、「麻酔科標榜《ひょうぼう》医」という国家資格を得られ、初めて麻酔科医を名乗ることができます。

このような制度が設けられているのは、麻酔科医の仕事がほかの一般的な診療科に比べて少々特殊だからでしょう。

内科や外科などであれば「病気やけがの状態を改善する」ために処置を行いますが、麻酔科医の場合、患者さんが手術を受けられるようにするため、薬を使って意識を失わせたり血圧を下げたりするわけです。

病気やけがで状態がよくない人に対して麻酔をかけるということは、ある面では「さらによくない状態」をつくることだともいえます。そのような処置を安全に行い、管理できるという専門性をよりはっきりさせるため、麻酔科医は医師免許と麻酔科標榜医という２つの国家資格をとることが義務づけられているのではないかと思います。

なお、麻酔科標榜医になった医師は日本麻酔科学会に申請して「麻酔科認定医」となります。その後、さらに麻酔科医として経験を重ねて「専門医」になったり、大学病院などで指導する「指導医」になっていく人もいます。

もう「痛み」に苦しまなくていい

私は麻酔科医として大学病院で指導医を務めた後、現在は麻酔科専門医として日帰り手術の全身麻酔や産科クリニックでの無痛分娩などを手がけています。

長年にわたり麻酔科医として研鑽《けんさん》を重ねてきた立場からいえるのは、痛みをとる方法は多様であるということです。

１００の痛みをゼロにするのは難しいこともありますが、少なくとも20、30といったレベルまで下げることは可能です。その意味では、「とれない痛みはない」といっていいと思います。

痛みをとる多様な手段があるのにもかかわらず、そのことを知らず、痛みに耐えている人がいるのは、とても残念な状況だといえます。

日本人は2人に1人ががんになり、4人に1人ががんで亡くなるといわれますが、「がん＝苦しんで亡くなる」というイメージを持つ人も多いでしょう。ですが、**適切な「緩和ケア」を受けることができれば、「痛みにもだえ苦しむ」というような状況は避けられる**のです。

本書を通じ、痛みを抱えているのに我慢し続けている人や、手術後などに強い痛みを感じてつらい思いをしている人、終末期の痛みや苦しみを想像して怖さを感じている人など、多くの方に「とれない痛みはない」ということを知っていただきたいと思います。

本書でお伝えする情報を、適切な医療を受けて痛みや苦しみから解放されるための一助としていただければ幸いです。

とれない「痛み」はない／目次

イラスト 坂木浩子
構成 千葉はるか
図版・DTP 美創

第1章 「痛み」とは何か

1　人は「痛み」をどのように感じるのか

「痛み」の信号は脊髄を通って脳にゆく

身体をどこかにぶつけたり、刃物や紙などで手を切ってしまったり、熱いものに触れてやけどをしたりすると、私たちは「痛い！」と感じます。

この「痛みを感じる仕組み」を担っているのは、脊髄《せきずい》から伸びる脊髄神経と、脊髄につながる脳です（図表1－1）。

たとえば、手をどこかにぶつけたときのことを思い出してみてください。このような場面では、最初にぶつかったときの痛みがあり、その後に手がじわじわ痛んでくるというように2種類の痛みを感じます。

手をぶつけた刺激は痛みの信号を生じさせ、それが脊髄神経に入り、脊髄を通じて脳に到達すると「痛い」と感じます。また、ぶつけたことで傷ができたり血管が破けたりすると、そこで生じた「発痛《はっつう》物質」によって痛みの信号が脊髄神経に送られ、脳がそれ

図表1-1　脊髄と脊髄神経の構造

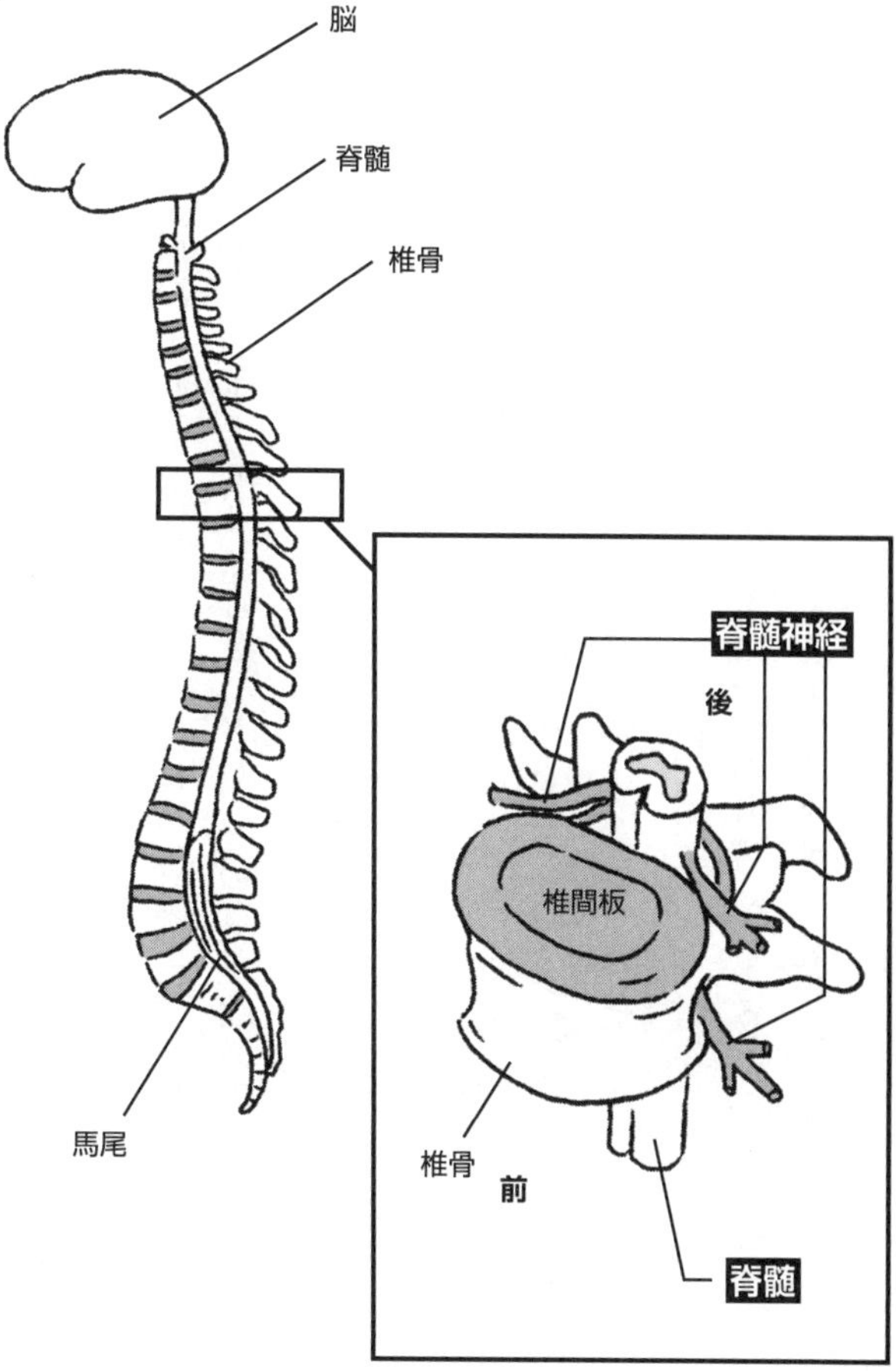

を受け取って「痛い」と感じます。痛みを感じる神経には、早く伝わるものとゆっくり伝わるものがあるため、痛みに時間差が生じるわけです。

つまり、私たちが痛みを感じるのは「痛みの信号が脊髄神経から脊髄を通って、脳に到達したとき」です。この基本的な仕組みからわかるのは、「痛みの信号」が脳に到達しないようにどこかでブロックすることができれば、痛みが治まったり痛みを感じなくなったりするということです。

「痛み」を控えめに表現してはいけない

「痛みの信号の強さ」を客観的に測る方法はありません。ですから病院で病気やけがの治療を受ける際、「どれくらい痛いか」は、実際に痛みを感じている患者さんが主観で自己申告する必要があります。

具体的には、医療の現場では痛さの程度を「ＮＲＳ（Numerical Rating Scale、数値評価スケール）」や「ＶＡＳ（Visual Analogue Scale、視覚的アナログスケール）」で調べます。

図表1-2 「表情尺度スケール」の例

フェイススケール

AからFの顔の表情について説明後、患者が選択する。

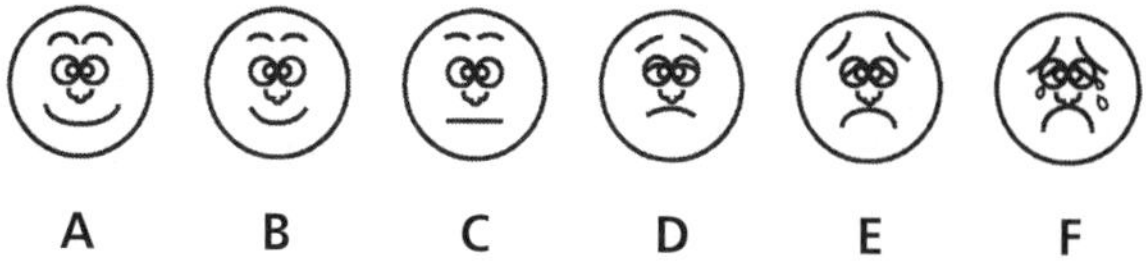

出所：厚生労働省研究班「痛みの教育コンテンツ」

ＮＲＳでは、「痛みがない状態」を0、「想像できる最大の痛み」を10として、11段階のうち現在の痛みがどの程度なのかを患者さんに数値で表現してもらいます。

ＶＡＳでは10センチメートルの線を示し、左端を「痛みなし」、右端を「想像できる最大の痛み」として、患者さんに痛みがどの程度かを指し示してもらいます。

患者さんが子どもの場合など数字で答えるのが難しいケースでは、笑っている顔から泣いている顔まで6段階の表情を見せて、どのくらいの状態かを尋ねる「ＦＲＳ（Face Rating Scale、表情尺度スケール）」なども使われます（図表1－2）。

治療を受けるときに医師からこういった方法で痛みの程度を尋ねられたときは、自分が感じている痛みをできる限り正しく表現することが大切です。間違っても、「痛い、痛いと騒ぐのはみっともないから控えめに言おう」と我慢したり、「病状を深刻にとらえてもらえないと困るからオーバーに伝えよう」などと考えたりしてはいけません。

たとえば患者さんがある日の痛みを30点だと言い、次の日は痛みが40点だと言う場合、医師は「痛みが悪化しているということは、いま使っている痛み止めがしっかり効いていないということだから、追加で薬を出してみよう」などと考えます。このように、治療方針は患者さんが自己申告した数字の評価をもとに決まるわけです。

痛みの程度の申告については、女性よりも男性のほうが数字を低めに言う傾向があることがわかっています。もしかすると、「男性は強くあらねばならない」といった思い込みが影響し、「このくらいの痛みなら我慢しなければ」と考えてしまいがちなのかもしれません。

しかし医師には、患者さんの自己申告以外に痛みを測る指標がないのです。適切な治療を受けるには、無理をせず、実際に感じている痛みをより正確に表現することを心がけることが大切です。

なお、痛みを数字で伝えるのが難しいこともあるでしょう。ものの大きさを説明するのであれば、「鉛筆と同じくらいの長さ」「バスと同じくらい大きい」といったように基準を置いて伝えることができますが、医師に痛みを伝える場合、医師と自分の間に共通の尺度がないからです。

痛みを伝えたい場面では、たとえば「たまにある頭痛を2とすると、今日の頭痛は5くらいです」というように、自分の中で基準を作って説明してみてもいいかもしれません。

2「痛み」を感じることには意味がある

痛みが教える「身体の異常」

つらい痛みを感じるとき、「痛みなんてなくなればいいのに」と思う方は少なくないと思います。確かに、痛みは私たちの生活の質を低下させる有害な信号です。

しかし、その半面、私たちの身体を守るための貴重な信号でもあります。

みなさんは「無痛症《むつうしょう》」という疾病をご存じでしょうか。

これは痛みを感じることができない先天的な神経の病気です。これだけ聞くと「うらやましい」と思うかもしれませんが、無痛症の方たちの写真を見ると、きっと驚くことでしょう。みんな、顔や身体が傷だらけなのです。

無痛症の人は、熱々のフライパンを手で持っても、針を手に刺しても、痛みを感じません。「痛い！」と感じればパッと手を離したり、とっさに避《よ》けたりすることができますが、痛みを感じないと自分が傷を負っていることに気づけず、傷が深くなるままになってしまうのです。

傷を負えば、私たちは当たり前に、その部分を守ろうとします。やけどをすれば冷やし、傷ついて血がでれば押さえて止血したり、消毒したりしようとするでしょう。こういった処置により、傷の治りが早くなったり、細菌感染を防いだりすることができるわけです。

しかし無痛症の人は、痛みによって傷に気づくことができません。このため傷を放置してしまいがちで、出血がなかなか止まらなかったり、傷から細菌に感染しやすくなったりします。痛みを感じないと、自分の身体を守ることがとても難しくなるのです。実際、無痛症の方たちの中には、指など身体の一部を欠損させてしまっている人も少なくありません。

無痛症のケースは、私たちに、痛みが身体の異常を教えてくれる貴重な信号だということを教えてくれます。

痛みを感じにくくなる「糖尿病」の怖さ

ごく身近な疾病にも「痛みを感じにくい病気」と呼ばれるものがあります。糖尿病です。

糖尿病により高血糖の状態が続いた場合、合併症として末梢《まっしょう》神経が障害を受ける「糖尿病神経障害」が引き起こされ、痛みの信号が伝わりにくくなるのです。

糖尿病は血流障害によって足が壊疽《えそ》（細胞が壊れること）を起こすことがよくありますが、その痛みも感じづらく、「おかしいな」と思って病院に行く頃には手遅れになって、足を切断せざるを得なくなることがあります。

また、糖尿病になると血管の炎症が起きるため、動脈硬化になりやすく、心筋梗塞のリスクも高まります。実際に糖尿病の患者さんを検査すると心筋梗塞が見つかることもあるのですが、中には「本来なら痛みを感じて発見されるはずなのに……」という状態の人もいます。

このように、正しく痛みを感知できないと、足の切断につながったり命に関わったりするような病気に気づけないこともあるわけです。

痛みは体の異常を知らせてくれる信号ですが、ただとればよいものではありません。「なぜ痛いのか」という原因を突き止め、原因となっている病気があれば、それを治療する必要があります。

本書では、痛み止めの服用など、痛みをブロックすることによって痛みを抑える方法なども解説していきます。しかし「とりあえず痛み止めを飲んでおけばいい」と安易に考えるのはよくありません。痛みを発している大元の問題について考え、必要に応じて医師の診断を受けていただきたいと思います。

3「痛み」を我慢してはいけない7つの理由

「痛み」は放っておくと、どんどん強くなる

日本には「我慢は美徳」という価値観が根強くあるように思いますが、「痛いと騒ぐのは、みっともない」「痛みなんて我慢していれば、そのうちよくなる」などと考えるのは禁物です。

基本的に、痛みには放置すると増強される仕組みがあります。痛みを我慢し続けているうちにその状態に慣れることはありますが、痛みに順応するのと痛みが改善するのはまったく別の話であり、痛みを放置すべきではありません。

「痛みが増強する仕組み」というのは、自分で身体のどこかをつねってみればわかります。つねり始めはさほど痛くなくても、ずっとつねり続けているとだんだん痛みが強くなり、どこかの時点で「我慢できない」と思うはずです。

　これは、繰り返し同じ痛みの刺激が与えられると、痛みの信号がどんどん増幅されて脳に送られるようになるからです。これを「ウインドアップ現象（中枢感作《かんさ》）」といいます。

　もちろん、けがによる痛みであれば、安静にしていることで治癒が進んで、痛みがなくなる場合もあります。しかし、関節リウマチやヘルニアといった病気により慢性的な痛みを抱えている場合などは、我慢せず、病院で診察を受けて積極的に痛みをとることが必要です。

　放っておけば痛みが強くなるおそれがあるだけでなく、痛いところをかばうようにして生活しているうちに、身体の別のところが痛むようになるケースもあるからです。

痛くて睡眠不足になると、「痛み」はより強くなる

我慢することがよくない理由の一つが、痛みにより睡眠不足になると、痛みがより増強することです。これについては仕組みが解明されているわけではないのですが、マウスの研究では、睡眠不足により痛みへの反応が過剰になること、睡眠を正常にとることによって回復することが明らかになっており[*1]、実際に「痛いから眠れず、眠れないことによって、より痛くなる」という悪循環が生じることはよくあります。

医師が鎮痛を行うときは、痛みの目安として「眠れないくらい痛いのか」「安静時も痛いのか」「動くと痛いのか」を確認します。

そして、もし患者さんが「眠れないくらい痛い」という場合は「そのレベルの痛みがあっては、睡眠不足により痛みが増強してしまう」と考えます。

このような場合は、少なくとも「安静にしていれば痛くない」という程度までもっていくことを目指す必要があります。

治療において「眠れるようにする」ことは非常に重要なポイントです。睡眠不足は免疫機能低下も起こします。数週間ラットを断眠させたところ、免疫機能が著しく低下して死亡してしまったという報告もあります。痛みを我慢せず、睡眠をしっかりとれるようにすることはとても大切なのです。病気やけがで強い痛みが生じている場合、痛み止めだけでなく睡眠薬が処方されることもあります。

逆にいえば、「痛みで眠れない」というのは、かなり深刻な病状であることを示すバロメーターであり、そのような病状にある場合は、必ず医師に伝えるようにしてください。

「痛み」をとらなければ、イライラは治まらない

痛みというのは不快なものであり、私たちをイライラさせたり怒りっぽくさせたりもします。「痛いのだからイライラするのは当たり前だろう」と思われるかもしれませんが、実はイライラするのは「痛いから」ではありません。

痛みの信号が脊髄を伝わって脳に向かい、痛みを感知する部位に到達すると、私たちは「痛い」と感じます。一方で、この痛みの信号は大脳辺縁系という感情を司る部位にも届くことがわかっています。この大脳辺縁系への刺激が、人をイライラさせるのです。

つまり「痛みの信号によって痛みを感じると同時に、不快感を引き起こす」という脳

の仕組みがあるわけです。

痛みで不快感を覚える仕組みを知ると、痛みを抑えることなくしてイライラや怒りを鎮めるのは難しいことがわかります。もちろん、漢方薬や一部の薬には不安感や不快感を抑えるものもありますが、「痛みがあってイライラする」という場合、まず痛みをとることを主眼に置いて治療を進めるのが理にかなっているといえます。

痛みは、身体が私たちに異常を知らせてくれる重要なサインです。放っておくと痛みが増幅するだけでなく、痛みの原因となっている疾病が悪化していくおそれもありますから、決して我慢すべきではないのです。

「痛み」を我慢していると「異痛症」のリスクも

痛みを我慢して放置することには、さまざまなリスクがあります。その一つが「異《い》痛《つう》症《しょう》」です。

異痛症とは、風が吹いたりなにかに軽く触れただけで痛みを感じてしまう病気です。

異痛症が起きるのは、痛みによって神経が過敏になり、痛みを感じる「閾値《いきち》（痛みを感じないか感じるかの境界線）」が下がってしまうことによります。閾値が下がるというのは、たとえばもともと１００の刺激で痛みを感じていたところが、痛みの境界線が低下して、60でも痛みを感じるようになってしまうことです。

さらに痛みを放置して神経が変性（神経細胞が傷つくこと）してしまうと、「何もしていないのに痛い」という状態になることもあります。本来であれば、身体をぶつけたりすることによって神経が興奮して痛みの信号が生じるわけですが、神経が変性すると、勝手に興奮して痛みの信号を脳に伝えてしまうようになったりするのです。

痛みにはほかにも、弱い痛みを強く感じてしまう「痛覚過敏」や、何もしていないのに痛みを感じてしまう「自発痛」などがあります。

こういったトラブルを防ぐには、神経が過敏になりすぎたり変性してしまったりしないよう、痛みに対して早めに抗炎症薬や鎮痛薬を使うことや、原因となる疾患を治療することが必要です。

生理のときにお腹ではなく、腰が痛くなるワケ

痛みを放置すると、重篤な病気を見逃してしまうおそれもあります。みなさんは「関連痛」という言葉を聞いたことがあるでしょうか？

関連痛とは、痛みの原因がある部位から離れたところに感じる痛みのことです。心筋《しんきん》梗塞《こうそく》（心臓に酸素を供給する冠動脈《かんどうみゃく》が詰まる病気）になると首やあごに痛みを感じることがあるのですが、これは関連痛の中でも特によく知られているものの一つです。

関連痛が起きるのは、神経が「勘違い」をするからだといわれます。

18ページで見たように、私たちの身体の中では、背骨（脊椎）の中を通る脊髄を通じて痛みの信号が脳に送られます。

骨格模型などで背骨の様子を見たことがある人はイメージしやすいと思いますが、脊椎というのはたくさんの「椎骨《ついこつ》」が連結してS字カーブを描いており、詳しくいうと、頭側から7つの「頸椎《けいつい》」、12の「胸椎《きょうつい》」、5つの「腰椎《ようつい》」、そして5つの「仙椎《せんつい》」がくっついた「仙骨」で構成されています（図表1－3）。

図表1-3　背骨は頸椎、胸椎、腰椎、仙骨で構成されている

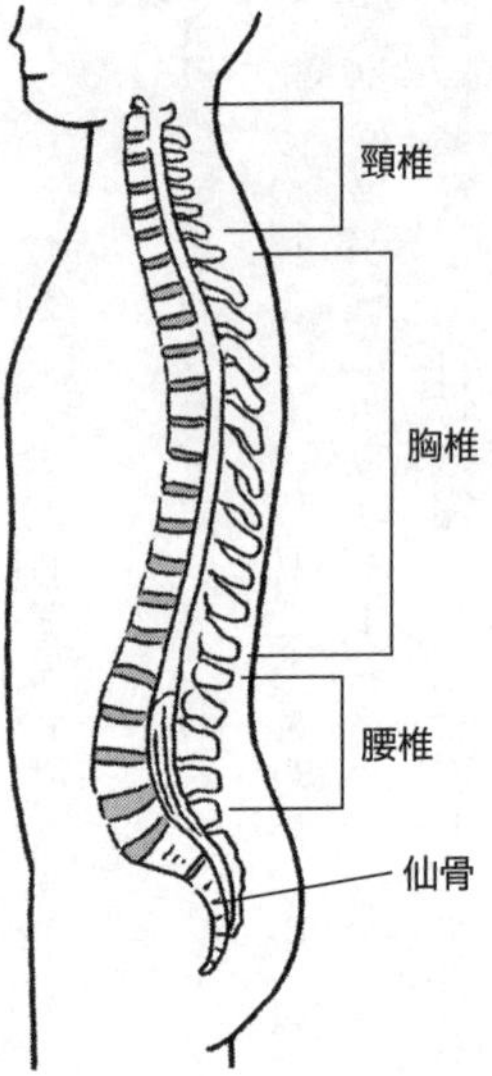

頸椎、胸椎、腰椎、仙骨を構成する一つ一つの骨の中の脊髄からは脊髄神経が伸びており、内臓や、皮膚や筋肉など身体の表面で痛みの信号が出ると、それぞれの部位に応じた脊髄神経を通じて、脳に信号が届きます。

関連痛が起きるのは、内臓から痛みの信号が脊髄に届いたとき、信号の「混線」のような状態が起き、内臓の痛みなのに、あたかも皮膚や骨から来た痛みのように、脳が「勘違い」するためです。

たとえば心筋梗塞で心臓が痛み

の信号を発し、それが脊髄から脳へと伝わるときに「混線」が起きると、脳は首やあごのあたりの皮膚や筋肉が痛いと感じます。心臓からの痛みの信号と、首やあごのあたりの身体の表面部分が発する痛みの信号は、背骨の同じ部分を通って脳に到達するからです。

　このように、関連痛は「背骨のどの部分から痛みの信号が脳に届くか」によって決まるため、内臓や身体の表面部分との間で対応関係が決まっています。

　心筋梗塞のほかには、虫垂炎《ちゆうすいえん》を発症したとき、虫垂のある右下腹部よりも先にお腹の上のほうが痛くなり、さらに臍《へそ》の周囲に痛みが移動することが知られています。

　くも膜下出血（脳とくも膜の間に起こる出血）の場合は首の後ろが痛むことがありますし、婦人科疾患では腰に痛みを感じる場合があります。「生理のときに腰痛がつらい」という女性は少なくないと思いますが、これも関連痛の一つです。

　重篤な病気を見逃さないためにも、身体に強い痛みを感じたときや、繰り返す痛みを感じたときは自己判断せず、病院で診察を受けたほうがいいでしょう。

強い「痛み」は大動脈解離や心筋梗塞を招く

いくら強い痛みを感じるからといって、痛みそのもので人が亡くなることはありません。しかし、痛みが重篤な病気を引き起こすことはあります。

たとえば手術の後の強い痛みなどで患者さんの血圧が上昇すると、脳にある動脈瘤《どうみゃくりゅう》が破れたり大動脈解離《だいどうみゃくかいり》を起こしたりするケースがあります。

また、強い痛みを感じると心臓がバクバクすることがありますが、心臓に酸素を供給する冠動脈が細くなってしまっている人の場合、狭心症《きょうしんしょう》（冠動脈が狭くなり、血流不足になる状態）や心筋梗塞につながるおそれもあるのです。

術後の痛みをとることは、患者さんの苦しみを軽減するためだけでなく、命を守るためにも重要なのです。

私が過去に耳にした話では、麻酔をかけるための点滴を始めるとき、点滴の太い針が刺さる痛みと恐怖心から、患者さんが大動脈解離になったというケースがありました。

「たかが痛み」とあなどってはなりません。

採血や点滴も、痛かったらすぐスタッフに伝える

読者のみなさんの中には、健康診断などで採血をされるときに、ひどい痛みを感じたことがあるという人もいるかもしれません。

実際、針を刺してもスムーズに採血できないことはあり、中には「針を刺した後、血管を探るように針先を動かされた」という経験を持つ人もいるのではないでしょうか。

採血するとき、血管は皮膚の向こうにある程度は見て取ることができますが、神経は目視《もくし》で確認することができません。ですから針を刺したときに神経に当たってしまうかどうかは「運」の要素もあるのですが、神経の損傷をできるだけ防ぐという観点から「避けるべき場所」があることもわかっています。

献血時に神経の損傷が起きてしまったケースの報告からは、たとえば肘のあたりに3本並んでいる血管のうち、上に向けた手のひらの小指側を走る血管は、神経を損傷しやすいため、できるだけ狙わないほうがよいといわれています。

しかし、この血管はほかのものと比べて浮き出やすく、どうしてもほかの血管が見えづらい場合もありますから、「絶対に避けるべきだ」とまではいえないのが実情です。

採血による神経損傷のリスクはどの血管から採血するかによって変わりますし、針の太さや探る動作の有無でも違ってきますが、数千件に1件ほどの確率で起こりうると考えられます。

厚生労働省の平成29年度の資料「献血者の健康被害」によると、献血による健康被害の中で神経損傷は４７３万人中５４１人（約０・０１１４％）と、非常に稀です。

もしも自分が採血されているときに「神経に当たっているかもしれない」と感じたら、躊躇《ちゅうちょ》せず「痛いので、いったんやめてください」と伝えましょう。

痛みを我慢できずに「採血をやめてほしい」とはなかなか言い出しにくいかもしれませんが、強い痛みを感じたときにすぐにやめれば、神経損傷の程度がひどくなるリスクは減らせます。

損傷がひどい場合は1年など長期にわたって痛みが続くこともありますから、神経に当たってしまったとしても、なるべく損傷の程度を抑えることは重要です。

ちなみに、注射や採血で神経を損傷したことがあるという患者さんから私がお話を聞いたときは、注射の針をさされている間に「圧迫されるような痛みがあった」「爆発したような痛みを感じた」「強いしびれが持続した」「熱くて痛い感覚があった」と表現していました。これまでに経験したことがないような違和感や痛みをおぼえたら、直《ただ》ちにそのことを伝えるようにしてください。

なお点滴の場合も、刺した後ずっと痛みが続く場合は、神経を傷つけているおそれがあります。また、手の甲など血管が細い部位では静脈炎が起きやすく、それが痛みの原因になることもありますし、点滴が漏れている場合も、痛みを感じます。

そもそも血管の内側には痛みを感じる神経はありませんから、点滴をしていて痛みがある場合は、周辺の神経に何らかの影響が及んでいる可能性が考えられるのです。

いずれにしても、痛いときは我慢せず、スタッフに伝えて対処をお願いすべきです。

時間は有限だからこそ「痛み」を積極的にとり除く

ここまで「痛みを我慢してはいけない理由」を述べてきましたが、痛みをとることは有意義な人生を送るためにも大切なことです。

イギリスで50歳以上の人を対象に７３０４人を調査した研究によれば、「自分の人生が有意義だ」と評価する人は慢性的な痛みが少ないという結果が出ています。

年を重ねれば身体のどこかが痛むようになることが多いものですが、長く抱え続ける痛みは人生に暗い影を落とすでしょう。

人生における時間は有限です。大切な時間を有意義に過ごすためには、つらい痛みを我慢せず、適切な処置によって軽減していくことが必要ではないかと思います。

4　人体に備わった「痛みをとる仕組み」とは

脳には「痛み」を軽減しようとする仕組みがある

私たちの身体には、痛みをとる仕組みが備わっています。鎮痛というと薬を使って痛みをとることをイメージする人が多いと思いますが、人体に備わった仕組みを使うことで痛みを抑えることもできるのです。

人体の「痛みをとる仕組み」は大きく分けて2つあります。そのうちの一つが「下行《かこう》性疼痛抑制系《せいとうつうよくせいけい》」と呼ばれるものです。

私たちが「痛い」と感じるのは、痛みの信号が脊髄神経に入り、脊髄を通じて脳に到達したときです。この信号をどこかでブロックすることができれば、痛みをとることができます。

「下行性疼痛抑制系」とは、痛みの信号が脳に到達したことを感知すると、脳が痛みを抑制する伝達物質を脊髄に届けて、痛みの信号をできるだけ伝えないようにする仕組みです。脳は、痛みを感じ取ると、痛くなりすぎないように自分で痛みを調節しようとするのです。

下行性疼痛抑制系を自分の意思でコントロールすることが可能なのかどうかは、まだはっきりとわかっていません。しかし人間はときとして、本当は強い痛みを感じるはずの場面で、痛みをコントロールすることがあります。

たとえば修行僧が熱い焚き火の上を歩くことができたり、スポーツの試合中に骨折していることに気づかず試合を続行できたりすることがあります。これらは下行性疼痛抑制系の働きによるものではないかと考えられます。

また分娩におけるラマーズ法（痛みを緩和するための呼吸法）などでは、「訓練済み」と「訓練なし」とで初産の痛み方を比べると、訓練をしたほうが痛みは少ないということがわかっています。

幸せなことを考えるだけで、「痛み」は感じにくくなる

下行性疼痛抑制系については不明なことが多いのですが、「脳内麻薬」と呼ばれるエンドルフィンと関連しているのではないかという説もあります。

エンドルフィンは神経伝達物質の一つで、モルヒネのような作用を持っており、鎮痛作用もあります。

以前、バラエティ番組『チコちゃんに叱られる！』（NHK）で「なぜ子どもの頃は嫌だった注射が大人になると平気になる？」という問題が取り上げられていたのですが、その中で注射の痛みを感じにくくする工夫の一つとして「甘いものを食べる」という方

法が紹介されていました。これは、甘いものを食べると脳内でエンドルフィンが分泌されるからです。

また、生後6カ月未満の乳児の予防接種時に、ショ糖を飲ませる20人と水を飲ませる20人で比較したところ、ショ糖を飲ませたほうが痛みが減少したという報告があります[*2]。

エンドルフィンは、甘いものや自分が好きなものを食べているときのほか、楽しいことをして幸せを感じているときやリラックスしているときに分泌されやすいことがわかっています。つまり、幸せな状態であれば痛みは感じにくくなるわけです。

逆に、不安なときや恐怖を感じているときはエンドルフィンが出にくいため、痛みを感じやすくなってしまいます。

鍼治療や鍼麻酔は効くのか

下行性疼痛抑制系とエンドルフィンに関連するものに、鍼《はり》治療があります。

鍼治療とは、身体の痛みを軽減させることなどを目的に、身体に鍼を刺して刺激を与えるものです。東洋医学の治療法の一つとして広く普及していますが、みなさんの中には「鍼なんて本当に効くのかな」「気のせいじゃないの？」と思う人もいるかもしれません。

実は、鍼治療はエンドルフィンの分泌を高め、下行性疼痛抑制系を増強することがわかっています。つまり鎮痛効果に関していえば、気のせいではなく実際に効果があるということです。

痛みを感じにくくする「鍼麻酔」というものもあります。鍼を刺すことでエンドルフィンの分泌を促し、下行性疼痛抑制系を働かせて、手術などの治療の痛みをある程度ブロックすることも可能なのです。

ただし鍼麻酔では１００の痛みをゼロにするのは難しいので、実際に手術をするときは、原則として麻酔薬を用いて麻酔を行います。

鍼麻酔が行われる場面として考えられるのは、ほかに選択肢があまりないとき、たとえばがん患者さんの痛みをとりたいときに「これ以上の麻酔薬は使えない」という場合です。副作用はありませんから、鍼麻酔は一つの手段になりえます。

プラセボ効果で、なぜ「痛み」が消えるのか

「プラセボ効果」という言葉は、みなさんも耳にしたことがあるでしょう。効果が期待できる成分を含まないニセモノの薬（プラセボ）であっても、効果を期待して服用すると治療効果が現れることがあり、これをプラセボ効果と呼びます。

プラセボ効果は幅広く、偽薬を服用することによって痛みがとれたり血圧が下がったりすることもあります。このため薬の開発を行うときは、必ず偽薬を服用する群と開発中の薬を服用する群をつくり、効果を比較することが求められています。プラセボ効果を超える効き目を示さなければ、その薬を世に送り出すことはできません。

プラセボ効果がなぜ起きるのかはすべて解明されているわけではありませんが、近年の研究によってある程度のことは判明しています。

脳のＭＲＩ画像からは、たとえプラセボであったとしても、薬を与えられると脳の前頭前皮質という部位の活性が強くなることがわかっており[*3]、このことから、おそらくエンドルフィンなどの脳内麻薬が分泌されることによって鎮痛効果が現れるのだと考えられます。

エンドルフィンの分泌と下行性疼痛抑制系による鎮痛作用は、もしかすると同じものなのかもしれません。そうでなかったとしても、エンドルフィンが下行性疼痛抑制系の一部に影響を与えている可能性はありそうです。

もちろん、下行性疼痛抑制系とエンドルフィンの分泌は、それぞれ別に機能している可能性もあります。人体の仕組みについては、まだ解明されていないことが多いものなのです。いずれにしても、鍼治療やプラセボが「気のせい」ではなく、実際に効果があることは確かです。

「痛いの痛いの飛んでけ！」が効く理由

「痛みをとる仕組み」の2つ目は、いわゆる「手当て」です。

身体を触られたときの信号と痛みを伝える神経には密接な関わりがあり、触覚の信号が強く送られているときは、痛みの刺激が伝わりにくくなります。

痛みの信号をゲート（門）でブロックするような仕組みであることから、このメカニズムは「ゲートコントロール理論」と呼ばれています。

身体のどこかをぶつけたり、あるいはお腹が痛かったりするとき、私たちは無意識のうちに痛いところに手を当てて押さえたりさすったりします。これは、私たちの身体に触覚刺激によって痛みをやわらげる仕組みがあるからなのです。

同様に、子どもがけがをしたとき、「痛いの痛いの飛んでけ！」と言いながら、けがをした部分をさすってあげることがありますが、これもただのおまじないではなく、ゲートコントロール理論に基づいた、正しい鎮痛の方法といえます。

また、産科では出産時に妊婦さんの腰をさすったり、会《え》陰《いん》部にテニスボールを当てたりすることがありますが、これもゲートコントロール理論によるものです。

腰をさすれば触覚による刺激で鎮痛効果が得られますし、テニスボールを当てることによる触覚刺激にも鎮痛効果が期待できます。

つまり超能力者でなくても、傷に手を当てるだけで痛みを軽くすることは誰でもできるわけです。もしも身の回りに身体の痛みを訴えている人がいたら、痛いと言う部分をさすってあげるのは効果的です。もちろん傷がある場合はあまり触らないほうがよいのですが、そうでなければ、しっかり触覚刺激を与えたほうが痛みは軽減します。

ゲートコントロール理論のメカニズムで必要なのは圧迫刺激ではなく触覚刺激なので、押すというよりは、強めにさするようにしてみてください。

5「痛み」を感じやすいのはどんな人か

子どもが注射を嫌がるワケ

痛みをどれくらい感じるかは、人によって異なります。痛みの感じ方には心理的要因、遺伝的要因、年齢、性差などが影響することがわかっており、同じ程度のけがだからといって、痛みの強さも同じくらいだとはいえません。

年齢については、成人と高齢者を比べた場合、高齢者のほうが痛みの閾値が高まるため、痛みを感じにくいとする報告もある一方[*4]、閾値が低くなるという論文もあり[*5]、正確なところはわかっていない部分があります。

では、子どもと大人の比較ではどうでしょうか？

実は、子どもは大人と比べると、痛みを感じやすいことがわかっています。これは子どもの神経はまだ十分に発達していないため、脊髄神経から脊髄へと痛みの信号が伝わるときに周囲の神経も刺激してしまい、痛みの信号がより強く脳に伝わるからです。

おおまかには、６～７歳くらいまでの子どもが感じる痛みは大人の10倍ほどだと考えられます。６歳から16歳の１７２人を対象とした研究で、痛みの感じ方が大人と同程度になるのは９歳頃ということがわかっています[*6]。

注射のときなどに子どもが泣くと、私たちは「子どもは我慢できないから泣いてしまうのだ」と考えがちです。しかし大人の10倍も強い痛みを感じているとすれば、泣いてしまうのは無理もないように思います。９歳くらいまでの子どもについては、注射などの痛みへの十分な配慮が必要でしょう。

このほかに注意しておきたいのは、赤ちゃんのときの強い痛みです。ある研究では、新生児期に割礼などで強い痛みを感じた子どもは痛みの閾値が下がって、ちょっとした刺激でも痛みを感じやすくなってしまうことがわかっています[*7]。

また、子どもの中には痛みや刺激を強く感じやすいＨＳＣ（Highly Sensitive Child、人一倍敏感な子ども）がいることも知られています。子どもが感じている痛みについては、大人の感覚で判断しづらい面があることを頭に入れておきたいものです。

「女性は痛みに強い」わけではない

みなさんは、「女性は出産の痛みに耐えられるようにできているので、男性より痛みに強い」という話を聞いたことがあるでしょうか。出産の痛みについて「男性が同じ痛みを経験したら死んでしまう」などといわれたりすることもあります。

しかし実のところ、「男性に比べて女性のほうが痛みを感じやすい」とする論文は少なくないのです。

女性が痛みを感じやすい理由の一つは、女性ホルモンの影響ではないかと考えられています。実際に、３歳から15歳の男女１１０人に痛みの刺激を与えた研究では、８歳までは性差がありませんでしたが、８歳以降では女性のほうに痛みが強く出ました。これは、性ホルモンが出始める頃から、痛みを強く感じている可能性を示唆しています[*8]。

男性ホルモンのテストステロンを女性に投与することにより、痛みが軽減することを示した論文もあり、男性と女性で痛みの感じ方が違うのは、性ホルモンが関与していることは確かなようです。

また、「Pain」という著名な学術誌に掲載されたレビュー（複数の論文から得られる知見をまとめたもの）では、男性よりも女性のほうが下行性疼痛抑制系が弱いことが示されています。

痛みの感じ方に個人差があるとはいえ、よくいわれる「女性は痛みに強い」というのは根拠のない偏見である可能性が高そうです。

「痛み」が夜中に出やすいのはなぜか

痛みの感じやすさは、時間帯によっても変わります。

みなさんも病気やけがで痛みに苦しんだ経験があるかもしれませんが、朝と夜ではどちらがつらかったか、覚えているでしょうか？

身体の仕組みからいえば、人間は日中のほうが痛みを感じにくく、夜になると痛みを強く感じることがわかっています。これは、時間帯によって分泌されるホルモンの量が変化するためです。

抗炎症作用のあるコルチゾールというホルモンは、朝に最も多く分泌され、夜には分泌量が低下するというサイクルがあります。コルチゾールの分泌が減ると、炎症を抑える力が弱まり、痛みを感じやすくなるわけです。

がんの患者さんが夜中に痛みを強く訴えることが多いのも、コルチゾールの分泌のサイクルが背景にあると考えられます。

太陽が昇り朝を迎えると、コルチゾールの分泌が増えて痛みが徐々に楽になることはよくあります。このことを知っておくと、痛みで苦しい夜も多少は乗り越えやすくなるかもしれません。

気持ち次第で「痛み」の感じ方は変わる

痛みでつらい思いをしているときに「気をしっかり持って」などと言われると、「それどころではない」と思うかもしれません。

ですが実際のところ、痛みを感じているときに「いつまでもこの痛みが続いたらどうしよう」「これからもっとひどくなるんじゃないか」などと考えて不安が高まったり、暗い気持ちになったりすると、痛みの感じ方が強くなる可能性があります。

逆に「きっと大丈夫」「これからよくなるに違いない」と思うことができれば、痛みの感じ方が弱くなることもあります。これは、気持ち次第で下行性疼痛抑制系やエンドルフィンの働きなどが変わるからです。

医薬品メーカーのヤンセンファーマが日本全国の523人を対象に行った「これまでの記憶に残る、最も強い身体的な痛み」についてのインターネット調査では、回答者の約3人に1人が、周囲の優しさや同情、アドバイスなどによって「痛みが軽くなった」と回答しています。

また過去の研究論文には、痛みについて人に話すことが痛みの軽減につながることを示唆するものもあります。痛みについて話し、周囲に理解されることも、不安を軽くして痛みを感じにくくすることにつながっているのかもしれません。

コラム お酒やタバコは「痛み」に影響を与えるのか

気を紛らわせたりストレスを発散させたりするのに、お酒やタバコを嗜《たしな》むという人は少なくないでしょう。痛みがあるときは、まさにストレスが高まっている場面でもありますが、お酒やタバコはどのような影響を及ぼすのでしょうか？

アルコールそのものには鎮痛作用と血流をよくする効果がありますが、一方で利尿作用もあります。このためお酒を飲んだ後は一時的に血流がよくなるものの、何度もトイレに行くうちに身体が脱水状態になって、血流が悪化するという経過をたどります。

血流不全による痛みがある場合、お酒を飲むと一時的に痛みが軽くなりますが、その後は痛みが増すことになるわけです。

一方、お酒を飲むことがストレス発散になるという場合、下行性疼痛抑制系やエンドルフィンの働きが高まって、痛みの軽減につながることは考えられます。

こうしてアルコールの功罪を考えると、痛みがあるときは、飲むとしても控えめにしておくほうがよいでしょう。

なお、お酒が寝つきをよくすると考えて寝る前に飲む人もいますが、アルコールには睡眠の質を低下させる作用があるので、これは止めるべきです。

先にもご説明しましたように、睡眠をしっかりとれないと痛みがどんどん悪化することもありますから、特に病気やけがで痛みがあるときの寝酒は避けたほうがいいでしょう。

タバコについては、喫煙は血管収縮作用があるため、痛みを悪化させる方向に働くと考えられます。タバコに含まれるニコチンには一時的な鎮痛作用があるのですが、一方で慢性的にニコチンを摂取していると、痛みを過敏に感じる作用が出てくることもあります。

タバコについては「百害あって一利なし」と考えてください。

もっとも終末期のがん患者さんがタバコを吸いたいと望んだときに、それを止めるべきだとは思いません。多少タバコを吸ったからといって余命が短くなるとは考えづらいので、そのような場合は、タバコを吸う楽しみを味わえたほうがよいのではないかと思います。

第2章

頭痛、腹痛、肩こり、腰痛、関節痛は、こうして治す

1　鎮痛剤で痛みが治る仕組みとは

鎮痛剤は数あれど、効き方や副作用は異なる

痛みを感じるときに、それを抑える方法としてよく使われるのが、痛み止めの飲み薬です。病院で処方されるほか、薬局で購入できるものもさまざまあります。

痛み止めを薬が効くメカニズムによって分類すると、主に使われる痛み止めは大きく「NSAIDs（エヌセイズ、Non-Steroidal Anti-Inflammatory Drugs、非ステロイド性抗炎症薬）」と「アセトアミノフェン」に分けられます。アセトアミノフェンは「カロナール」という商品名の薬がよく処方されています。

私たちにとって身近なこれらの薬について、少し詳しく見ていきましょう。

NSAIDsに分類される薬には、ロキソプロフェン（商品名「ロキソニン」など）、ジクロフェナクナトリウム（商品名「ボルタレン」など）、アスピリン（商品名「バファ

リン」など）、イブプロフェン（商品名「イブ」など）といったものがあります。

病院では、ロキソニンやボルタレンが処方されることが多いのではないかと思います。

身体の組織がダメージを受けると、私たちの身体の中では「プロスタグランジン」という物質がつくられ、このプロスタグランジンが痛みや熱、腫れなどを引き起こす一因となります。

NSAIDsは、このプロスタグランジンという物質がつくられるのを抑制する作用があるため、服用すると痛みが起きにくくなるわけです。


注意が必要なのは、プロスタグランジンに血管を拡張させる作用があることです。NSAIDsはこれを抑制するため、服用すると血管を収縮させる方向に働き、身体にトラブルを招くことがあります。

たとえば胃の血管が収縮することによって胃潰瘍ができたり、腎臓の血管が収縮して血流が悪くなることで腎障害が起きたりする場合があるのです。

みなさんも「痛み止めを飲むと胃が荒れる」という話を聞いたことがあるのではない

ともあるでしょう。これは、NSAIDsに胃を荒らしてしまう副作用があるからなのです。

こうした課題に対して、副作用の少ない薬も登場しています。たとえば10年ほど前から使われるようになったセレコキシブ（商品名「セレコックス」など）は、NSAIDsの中でも特に胃を荒らしにくいという特徴を持つ薬です。

ただし、痛み止めの効果が出始めるまで少し時間がかかってしまうというデメリットがあります。ざっくりいうと、ロキソニンが10分くらいで効き始めるのに対し、セレコックスは1時間ほどかかります。

このように書くと「ロキソニンは早く効くけれど、胃を荒らしやすいんだな」と思われるかもしれませんが、ロキソニンが新しい薬として登場したときは、過去によく使われていたアスピリンなどと比べて胃を荒らす副作用が小さいことが評価されて、その後広く使われるようになったという経緯があります。

また、アスピリンはNSAIDsの中でも副作用が強めの薬ですが、これは血をサラサラにする作用を持つためです。

胃を荒らすという面はデメリットなのですが、血をサラサラにする作用を使って、心筋梗塞や脳梗塞の予防のために服用されるケースもあります。

このように「痛みを迅速に止める」という鎮痛効果と、胃を荒らしたりする作用のバランスは、NSAIDsの薬の中でもそれぞれに違いがあるわけです。

大切なのは、それぞれのバランスを考えながら適切に使用することだといえます。

かつてはアスピリンがよく使われていたのが、今ではロキソニンやボルタレンが主流となり、セレコックスも登場しているように、今後よりバランスの優れたNSAIDsが出てくることもあるかもしれません。

NSAIDsと異なるメカニズムで効果を発揮するのが、アセトアミノフェン（カロナール）です。次ページの図表2－1に病院やクリニックで処方される、前述のNSAIDsやアセトアミノフェンに分類される主な鎮痛薬の名前や特徴などをまとめてみました。

アセトアミノフェンは下行性疼痛抑制系の働きを活性化させることで鎮痛効果を発揮します。わかりやすくいえば、私たちの身体に備わっている「痛みを止める仕組み」を

	特徴など
	国内では鎮痛薬としてはあまり使用されておらず、血小板凝集抑制作用としての使い方が一般的。海外では鎮痛薬としてメジャーに使用されている。
	飲み薬、座薬、塗り薬など使用方法が複数ある。インドメタシンを主成分とする塗り薬や貼付剤は、処方箋なしで購入できる一般用医薬品もある（「バンテリンコーワ」シリーズなど）。
	比較的副作用が少なめの飲み薬。
	塩基性NSAIDsと呼ばれ、アスピリン喘息にも使用されている飲み薬（添付文書では禁忌）。
	比較的副作用が少なめの飲み薬。
	イブプロフェンを主成分とする飲み薬は、処方箋なしで購入できる一般用医薬品もある（「イブ」シリーズなど）。
	飲み薬、座薬、塗り薬、貼付剤など使用方法が複数ある。作用は強めだが副作用も強め。ジクロフェナクナトリウムを主成分とする塗り薬や貼付剤は、処方箋なしで購入できる一般用医薬品もある（「ボルタレンゲル」「ボルタレンテープ」など）。
	大人も子どもも使える飲み薬。カプセル、粉薬、シロップがある。
	比較的副作用が少なめの飲み薬。
	貼付剤で使用する。
	NSAIDsでは最も広く使用されていると思われる。飲み薬以外に塗り薬、貼付剤もある。ロキソプロフェンナトリウム水和物を主成分とする薬は、処方箋なしで購入できる一般用医薬品もある（「ロキソニンS」「ロキソニンSテープ」など）。
	薬品名がそのまま商品名になっている。アセトアミノフェンを主成分とする薬は、処方箋なしで購入できる一般用医薬品もある（「タイレノールA」「ノーシンアセトアミノフェン錠」など）。
	アセトアミノフェンを主成分とする医療用医薬品の中でよく処方されている商品。
	小児の座薬用アセトアミノフェン。
	小児の座薬用アセトアミノフェン。
	神経障害性疼痛の第一選択。

図表2-1　病院・クリニックで処方される主な鎮痛薬

分類	薬の名前	後発薬の名前	主成分
NSAIDs（狭義）	アスピリン	――	アスピリン
	インテバン	――	インドメタシン
	セレコックス	セレコキシブ	セレコキシブ
	ソランタール	――	チアラミド塩酸塩
	ハイペン	エトドラク	エトドラク
	ブルフェン	イブプロフェン	イブプロフェン
	ボルタレン	ジクロフェナクナトリウム、ジクロフェナクNaなど	ジクロフェナクナトリウム
	ポンタール	――	メフェナム酸
	モービック	メロキシカム	メロキシカム
	モーラス	ケトプロフェン	ケトプロフェン
	ロキソニン	ロキソプロフェン、ロキソプロフェンNa、ロキフェンなど	ロキソプロフェンナトリウム水和物
アセトアミノフェン	アセトアミノフェン	――	アセトアミノフェン
	カロナール	――	アセトアミノフェン
	アンヒバ	――	アセトアミノフェン
	アルピニー	――	アセトアミノフェン
神経障害性疼痛治療薬	リリカ	プレガバリン	プレガバリン

さらに強めてくれるイメージです。

さまざまな痛みに効果が期待できることに加え、副作用が少ないという特徴もあり、状況によりNSAIDsが処方できない場合はカロナールが処方されることが多いのではないかと思います。

もちろんカロナールに副作用がないわけではなく、飲みすぎると肝臓障害を招くこともありますから注意は必要です。

切断した腕が「痛む」のはなぜか

ロキソニンやボルタレンなどのNSAIDsは幅広い痛みに処方されますが、中にはNSAIDsでは対処しにくいケースもあります。

先にご説明しましたように、私たちが病気やけがなどで痛みを感じるケースの多くは、ダメージを受けた部分で発痛物質が生成され、痛みの信号が出て、それが神経を伝わって脳が「痛い」と感じます。

しかし痛みの中には、物理的に痛みの信号を生じさせるものがないのに、神経そのものがダメージを受け、異常信号を発することで脳が「痛い」と感じるものもあります。それが「神経障害性疼痛」です。

たとえば事故などで腕を切断せざるを得なくなってしまった患者さんが、腕がないのに「腕が痛む」と訴えることがあります。これは「幻肢《げんし》痛《つう》」と呼ばれるのですが、腕を切断したときに切断部分の神経がダメージを受け、傷が治った後も異常な信号を出し続けてしまうことで痛みが起きると考えられます。

神経障害性疼痛を起こす病気には、帯状疱疹の神経痛や腰椎椎間板ヘルニアなど身近なものも数多くありますが、かつては効果が期待できる鎮痛薬が少なく対処が難しい痛みとされていました。

しかし、ここ10年ほどの間に神経障害性疼痛に効果のある薬プレガバリン（商品名「リリカ」など）が登場し、神経障害性疼痛という言葉も知られるようになってきたのではないかと思います。

みなさんの中にも、神経障害性疼痛について啓発するテレビＣＭを見たことがあるという方がいるかもしれません。

鎮痛薬は、さまざまな痛みに対して絶えず進化を続けているのです。

医療用麻薬は投与すればするほど効果が出る

終末期医療で、モルヒネなどの医療用麻薬（オピオイド）が鎮痛薬として使われることをご存じの方は多いでしょう。鎮痛薬としての麻薬の特徴として挙げられるのは、「天井効果がない」ことです。

ロキソニンやカロナールといった鎮痛薬には「これ以上はいくら飲んでも効かない」という上限があります。これを「天井効果」といいます。痛みが強いからといって、上限を超える量のロキソニンを飲んでも効果はないわけです。

一方、モルヒネやフェンタニル（商品名「デュロテップ」）などの麻薬には天井効果がないので、投与すればするほど効果が出ます。ですから、とりにくい痛みがある場合も、麻薬を積極的に使うことで痛みを軽減することは十分に可能です。

もちろん麻薬にも副作用がありますから、１００の痛みをゼロにするまで投与することはできないかもしれませんが、少なくとも１００の痛みを30、20といったレベルに低下させることはできるのです。

強い「痛み」には麻薬が効果的

天井効果がないというのは、とりにくい痛みを抱える人にとって大きなメリットといえます。WHO（世界保健機関）のガイドラインでも、強い痛みに対して積極的に麻薬を使用するよう促しています。

しかし日本では、麻薬に対してネガティブなイメージが根強くあるようです。読者のみなさんの中にも、「麻薬なんて恐ろしいものを使ったら、病気が悪化するにきまっている」「死期が早まってしまうに違いない」といった誤ったイメージを持っている人がいるかもしれません。

ここで一つはっきりとお伝えしておきたいのは、「麻薬を使ったからといって、病気を悪化させたり死期が早まったりすることはまったくない」ということです。

麻薬が死を早めるという誤解が生じたのは、昔は終末期のケースで使われることが多く、「モルヒネ＝死」というイメージが強かったからではないかと思います。

また、医師に麻薬の十分な使用経験や理解がなかった古い時代には、重篤な副作用が起きたケースもあったのかもしれません。

しかし現在は終末期医療の場だけでなく、慢性的な痛みに対しても麻薬が処方されることがありますし、十分な理解の上で安全に使用されていることを知っていただきたいと思います。

麻薬の使用量によって死が早まることはないという点については、しっかりとしたエビデンスもあります。

イスラエルや日本で行われた調査によれば、モルヒネを1日あたりの経口（口から与えること）換算にして６００mg以上のグループと、３００〜５９９mgのグループと、３００mg未満のグループに分けて生命予後を見たところ、生存期間に有意差はありませんでした。

鎮痛剤は痛みが治まっても飲み続けると、依存症になる?

もう一つ、麻薬に関しては「使うと中毒になってしまうのではないか」という不安を持つ方もいらっしゃるでしょう。

確かに、不適切な使い方をすれば、依存症になることはありえます。

実際、アメリカではＷＨＯのガイドラインに基づいて痛みを訴える人に医療用麻薬をどんどん処方するようにしたところ、痛み止めとして処方された麻薬で依存症になる人が続出してしまいました。

発端となったのは１９９５年にＦＤＡ（アメリカ食品医薬品局）が認可した非がん性疼痛に対する「オキシコンチン」というオピオイド系の鎮痛剤といわれているのですが、１９９９年から２０１８年までの間に45万人が麻薬の過剰摂取で死亡したという報告もあるなど深刻な事態を招き、これは「オピオイド・クライシス」と呼ばれています。

なぜ、アメリカでこのような問題が起きてしまったのでしょうか？

原因の一つは、安易な処方により、本来は麻薬が必要のない人に投与されてしまっていることではないかと思います。

慢性的な痛みに対して麻薬が処方された場合、痛みが続いている間は、それを服用しても依存症になることはありません。しかし、痛みがなくなったのに漫然と麻薬の服用を続けると、依存症になるリスクが出てくるのです。

第1章で、痛みの信号がイライラや怒りといった不快感を引き起こすメカニズムがあることをご紹介しました。このメカニズムがあるため、痛みがあるときは麻薬を服用しても多幸感はなかなか生まれません。

ところが痛みがとれた状態で麻薬を服用すると、そもそも不快感が生じていないので多幸感が上回ることになり、依存症を発症しやすくなるわけです。

痛み止めとして麻薬を使う場合は、適切な使用量というものがあります。「痛み」に対して「その痛みをとるのに必要な分の麻薬」だけ投与していれば、依存症になることはありません。

痛みをしっかりとりながら副作用が出ないようにすれば問題は生じませんから、日本において医師が処方している麻薬については心配する必要がないのです。

みなさんも今後、病院で麻薬の処方を受けることがあるかもしれません。たとえば慢性的に腰痛がひどい場合などには、保険適用で飲み薬のトラマドール（商品名「トラマール」など）や貼り薬のフェンタニルが処方されることがあります。もちろん、これらの処方を国が認めているのは、安全性が十分に確認できているからです。

痛み止めとして「抗うつ薬」が処方される理由

ペインクリニックや整形外科などでは、抗うつ薬が処方されることがあります。

「抗うつ薬が出るということは自分はうつ病なのかな」「痛みが続くと、うつ病になってしまうリスクがあるのでは」などと心配になるかもしれませんが、実は「三環系抗うつ薬」や「ＳＮＲＩ（Serotonin Noradrenalin Reuptake Inhibitor、セロトニン・ノルアドレナリン再取り込み阻害薬）」といった抗うつ薬には、痛みの信号を抑制したり、下行性疼痛抑制系の働きを強めたりする作用があるのです。

「Lancet Neurol」という有名な科学雑誌にも、これらの薬剤が神経障害性疼痛に有用であるという報告があります。[*9]

このため、これらの薬はうつ病とは関係なく、痛み止めとして処方される場合があるのです。

通常は、急性の頭痛や腹痛などで処方されることはなく、慢性的な痛みの治療に使われます。鎮痛について詳しいペインクリニックや整形外科などで、NSAIDsなどの一般的な鎮痛薬だけでは痛みが抑えきれない場合に、追加で処方されるケースが多いのではないかと思います。

本来、処方する薬については医師が目的を説明すべきですが、もし説明がなく、こういった薬が処方されて「どうしてだろう」と疑問を感じることがあれば、医師に質問して確認するとよいでしょう。

2　痛み止めの適切な使い方とは

「痛み止め」を適当に飲んではいけない

NSAIDsやアセトアミノフェンは、市販薬もいろいろなものが販売されています。

痛みを感じる場面では、身近なところですぐ購入できる痛み止めが役立つことは多いでしょう。

しかし「お腹が痛いからとりあえずロキソニンを飲んでおこう」というように、自己判断で痛み止めに頼るのはあまりおすすめできません。

ここまでご説明してきましたように、ひとくちに痛み止めといっても薬によって作用するメカニズムは異なり、症状によって適切な薬も変わります。

そもそも、痛みには痛み止めで症状をやわらげる「対症療法」を行うべき場合と、痛みの原因をとり除く「根治療法」を行うべき場合があるのです。

たとえば、腸の動きが悪く便秘でお腹が痛いという場合、腸の動きを促進する薬が根治療法になりえます。また、頭痛がするときはNSAIDsが使われることが多いと思いますが、片頭《へんず》痛《つう》の場合、血管の収縮と拡張が、こめかみと並行して走る三叉《さんさ》神経を刺激して痛みを感じるといわれており、血管の収縮を抑えるエルゴタミン（商品名「クリアミン」など）という薬も治療の選択肢になります。痛み止めで発痛物質を抑えるのではなく、そもそもの原因にアプローチするわけです。

一方で、生理痛の場合はNSAIDsのような痛み止めで痛みをやわらげる必要があります。生理痛とは主に子宮が収縮することによって感じる痛みなのですが、子宮の収縮によって生理自体が起きるわけですから、収縮を強く抑えるというアプローチをとるわけにはいきません。このような場合は、対症療法で痛みを抑えることにフォーカスするのが適切だといえます。とはいえNSAIDsには子宮収縮を多少なりとも和らげる作用もあります。

入手しやすい市販薬で、よく使われる鎮痛剤としてロキソニンやボルタレンが挙げられますが、実はこれらNSAIDsを使うべきではない人もいます。「アスピリン喘息《ぜんそく》」の人です。

アスピリン喘息の人がNSAIDsを使うと、急に呼吸が苦しくなり、喘息症状が引き起こされます。ですからこういった薬を服用して呼吸が苦しくなったことがある人は、NSAIDsの使用を避け、痛み止めを使いたいときはメカニズムが異なるものを選択する必要があります。

ただしアスピリン喘息には一部、誤解もあります。病院によっては喘息があるというだけでロキソニンやボルタレンを使用しないというルールを定めているところもあるのですが、喘息があるからといってNSAIDsが使えないわけではありません。NSAIDsを避けるべきなのは、あくまでも「アスピリン喘息」の人です。この点を取り違えないようにしましょう。

このほか、副作用で腎臓に障害が出ることがあるため、腎臓が弱い人にはロキソニンはあまり使われません。腎臓外来でロキソニンが処方されることはおそらくないでしょう。また、ロキソニンには胎児の心臓の血管を収縮する作用があるため、妊娠中は服用できないことになっています。

このように痛み止めにはさまざまな禁忌もありますから、原則として痛みがある場合は病院に行って診察を受け、適切な薬を処方してもらうべきです。

自己判断での服用にはリスクがあることはもちろん、鎮痛薬も日進月歩で進化しており、より副作用が少なかったり効果時間が長かったりする薬も登場してくると考えられるからです。

古くからある市販薬を漫然と使うより、症状や身体の状態に合った適切な薬、最新の薬を処方してもらうほうが、より安全に不快な痛みをとることができるはずです。

痛み止めを飲んでも頭痛が治まらないときは？

先にご説明しましたように、多くの痛み止めには「天井効果」があるため、たくさん飲んだからといって、より強く効くわけではありません。

たとえばNSAIDsであれば、体内で発生しているプロスタグランジンをすべて抑えられる量を服用すれば、それ以上飲んでも「さらに痛みが軽くなる」ということはありません。

ロキソニンを服用した後、「まだ痛みがあるから別の薬も追加で飲んでみよう」と考え、ボルタレンやバファリンなどほかのNSAIDsを服用するのは意味がないといえるでしょう。

では、痛み止めを飲んでもなかなか痛みを抑えきれないときは、どのような方法があるのでしょうか？

一つ考えられるのは、服用した量でプロスタグランジンを抑えきれていない可能性です。たとえば、体重が50kgの人でも100kgの人でも、服用するロキソニンは1回1錠ということになっています。しかし身体が大きな人の場合、1錠の服用では、身体の中にまだブロックできていないプロスタグランジンがあるかもしれません。

この場合は、時間をあけずに追加でもう1錠服用すると、より効果が出ることが考えられます。

ただし、もし1錠目でプロスタグランジンを抑制しきれている場合は、2錠目を服用しても効果は期待できませんし、一般的な成人の方であれば、1回1錠で十分なケースが多いと考えられます。

より合理的な方法としては、作用するメカニズムが異なる薬を服用することが考えられます。たとえば、よく頭痛でロキソニンを服用して痛みを抑えているという人が、「今日はなかなか痛みがとれないな」という場合、効くメカニズムが異なるカロナール（アセトアミノフェン）を服用すれば、痛み止めの効果は上乗せされます。

そもそも、ロキソニンの効果が続くのは服用してから3〜4時間程度です。しかし胃を荒らすといった副作用のリスクがあるため、病院では処方するときに「服用間隔は6

時間以上あけてください」と伝えます。つまり、ロキソニンだけでは痛みを抑えられない時間帯がでてきてしまいがちなのです。

痛み止めを処方する医師には、痛みの強さなども鑑《かんが》み、ロキソニンで痛みを抑えきれない場面で、代わりに服用できるカロナールを処方するといった配慮も必要なのではないかと思います。

3　日常で起きる頭痛や腹痛への対処法

頭痛持ちの人が知っておくべき対処法

「日常的に頭痛が生じることがある」という人は少なくありません。

よくある一時的な頭痛には「緊張性頭痛」と「三叉神経・自律神経性頭痛」と「片頭痛」があり、三叉神経・自律神経性頭痛はさらに「群発頭痛」「片頭痛以外の片側性の頭痛など」に分けられるのですが、全国調査によれば、「緊張性頭痛」の有病率は22・4％にものぼります。

また、よく耳にする「片頭痛」も有病率が10%程度あり、さらに片頭痛はいわゆる生産年齢である20〜40歳の女性に多い傾向があることから、社会全体の経済的損失という面で見ても、適切な対処によって痛みに悩まずにすむ人を増やす必要があるのではないかと思います。

ここでは、悩む人が多い緊張性頭痛と片頭痛について少し詳しく見ていきましょう。

緊張性頭痛には「反復性」と「慢性」があります。いずれも頭の両側が締めつけられるように重くじんわり痛むのが特徴で、光や音への過敏性が見られるケースもあります。痛みが持続するのはおおよそ数十分から数日間ほどで、「反復性」は症状が出るのが1カ月に14日以内、「慢性」は症状が出るのが1カ月に15日以上で、ときに絶え間なく痛みが持続するものを指します。

緊張性頭痛の原因はまだはっきりとはわかっていないのですが、筋肉の緊張が高まることによって発痛物質が出て、発痛物質による刺激が繰り返されることで痛覚が過敏になると考えられています。

さらに、これが慢性化すると中枢神経の痛覚も過敏になり、痛みの信号をできるだけ伝えないようにする下行性疼痛抑制系の機能が低下するので、痛みをさらに強く感じるようになるというメカニズムもあるとされています。

緊張性頭痛の痛みを抑えるには、ロキソニンなどのNSAIDsやカロナール（アセトアミノフェン）の効果が高いことがわかっています。

このほか、筋肉の緊張をとるために筋肉を弛《し》緩《かん》させる薬が使われたり、予防として三環系抗うつ薬が処方されることもあります。

また薬を使わない方法として「バイオフィードバック療法」もあります。これは筋肉が緊張して収縮し始めるタイミングを音で知らせ、意識的にリラックスするきっかけをつくり、無意識のうちに起きてしまう筋肉の緊張を抑制しようという方法です。

緊張性頭痛は、8割強の患者さんが精神的ストレスや精神疾患を合併しているというデータもあります。痛みを抑える薬などと合わせ、精神的ストレスなどの治療も検討することが大切でしょう。

片頭痛は、拍動にあわせてこめかみのあたりなどにズキズキとした痛みが生じるのが特徴です。

先にも少し触れましたが、片頭痛は血管が収縮した後に過剰に拡張し、こめかみと並行して走る三叉神経が刺激されて、頭で痛みを感じるのではないかと考えられています。

ただし、片頭痛のメカニズムにはいくつかの説があり、はっきりと解明されているわけではありません。片頭痛を引き起こすリスクとしてわかっているものはさまざまあり、ストレス、疲れなどの精神的なもののほか、月経周期、天候、温度、におい、音、光が片頭痛を招くこともありますし、アルコール摂取や睡眠過不足などのライフスタイルが引き金になるケースもあります。

特に天気が崩れる前などの低気圧のときに、頭痛が起きやすいという方もいるでしょう。国際頭痛分類には低気圧による頭痛は存在しませんが、低気圧が誘因となる頭痛は片頭痛に分類されます。邪馬台国の卑弥呼も片頭痛持ちで、それによって雨の予測をしていたと言われています。

片頭痛の慢性化のリスクになるものもある程度わかっており、慢性化を防ぐには、カフェインの過剰摂取や太りすぎを避けることのほか、いびきやストレス、精神疾患、顎《がく》関節症、歯周病の改善が必要とされています。

片頭痛の痛みを抑えるには、ロキソニンなどのNSAIDsとカロナールがよく使われるほか、先にもご紹介した血管の収縮を起こさないようにする「エルゴタミン」という薬もあります。また、血管の過剰な拡張を抑える血管収縮作用や抗炎症作用を持つ「トリプタン」という薬が使われることもあります。

生活に支障があるほどの片頭痛が月に２〜３回以上出る場合は、予防を検討したほうがよいかもしれません。エルゴタミンや抗てんかん薬、抗うつ薬の予防投与のほか、片頭痛発作時の血管拡張や炎症反応に関連する物質をブロックする「ヒト化抗ＣＧＲＰモノクローナル抗体」の注射などの方法があります。

かき氷を食べると、なぜ頭痛がするのか

みなさんの中には、かき氷やアイスクリームなど冷たいものを食べたときに、頭がキーンと痛くなった経験のある方もいるでしょう。これを「アイスクリーム頭痛（国際頭

痛分類での病名は〈寒冷刺激による頭痛〉」と呼びます。

アイスクリーム頭痛は、「口蓋《こうがい》および／または咽頭後壁を冷たい物質が通過することで起こる一時的な前頭部の痛み」と定義されています。

冷たいものを食して数秒で痛みが起こると、30秒〜1分後くらいがピークになり、10〜20秒で改善します。

この痛みには血管の収縮と拡張が関係しています。血管は冷たければ収縮し、温かければ拡張します。冷たいものを食べると上あごから咽頭の血管が収縮し、その後の血管拡張によって神経に刺激を与えるため、痛みが起こるのです。氷を長い間手で持っていると、手にジンジンとしびれるような痛みを感じることがありますが、これも同じ仕組みです。

アイスクリーム頭痛を予防するには、ゆっくり食べたり、温かいお茶を頻繁に飲みながら食べるなど、上あごを冷やさないようにすることがポイントです。ちなみに痛みはすぐに改善するので、病院で治療することはありません。

アイスクリーム頭痛は、一般の人の3分の1ほどに起こるとされていますが、片頭痛を持っている方のほうが頻度が高いといわれます。

お酒を飲むと頭が痛くなるワケ

アルコールを飲むと頭痛がするという方もいるでしょう。この原因は、主に３つあります。

１つ目は、アルコールが体内で分解されると「アセトアルデヒド」という物質になり、これが血管を拡張させて神経を圧迫するためです。

２つ目は血管拡張時に血管外に水分が逃げて、周囲の組織の浮《ふ》腫《しゅ》（むくみ）が起こることで圧力が高まり、神経を圧迫するためです。飲酒翌日に顔がむくむのも、血管外に水分が逃げるためです。

３つ目は、アセトアルデヒドそのものが頭痛を起こすためです。アセトアルデヒドはさまざまな悪影響を及ぼすことで知られており、頭痛を引き起こすほかに発がん性物質でもあり、主に食道がんの原因となっています（厚生労働省「e－ヘルスネット」より）。

顔が赤くなるのもアセトアルデヒドの影響ですから、お酒を飲んで顔が赤くなりやすい人は飲みすぎに注意しましょう。

代表的な頭痛について見てきましたが、ひとくちに頭痛といっても、さまざまな対処法があります。悩んでいる方は、頭痛外来のある病院で相談してみることをおすすめします。

鎮痛剤の飲みすぎで起きる頭痛もある

頭痛に関連して、痛み止めの使いすぎのリスクについて触れておきたいと思います。

ロキソニンやカロナールなどの痛み止めは、薬局で市販されています。

たとえば頭痛や肩こり、腰痛などが生じたとき、「病院に行くほどでもないかもしれないから、とりあえず市販の痛み止めを飲む」という人もいるでしょう。

それで効果が出て痛みが治まると、ロキソニンやカロナールをずるずる飲み続けてしまうことも考えられます。

そこで知っておかなければならないのが「薬物乱用性頭痛」です。

薬物乱用性頭痛は、名前の通り、薬の使いすぎが原因で起きる頭痛です。ロキソニンやカロナールなどの鎮痛薬のほか、鼻炎薬や片頭痛の薬でも起きることがわかっています。

薬物乱用性頭痛が起こる仕組みははっきりとは解明されていないのですが、薬が持つ血管拡張作用によって頭痛が引き起こされるのではないかと考えられています。

頭痛で痛み止めを飲んでいて薬物乱用性頭痛が引き起こされてしまった場合、「もっと痛くなるので、さらに薬を服用し続ける」という悪循環になりがちなのが怖いところです。

薬物乱用性頭痛については、まだ一般に広く知られているとは言い難い状況ですが、慢性的な頭痛がある人で薬物乱用性頭痛に気づいていない人は一定程度いるのではないかと思います。

薬物乱用性頭痛の診断基準には「頭痛が1カ月に15日以上ある」「1カ月に10日以上

薬を飲んでいる」といったものがありますが、服用している薬によっても変わります。

おおまかには、「1カ月のうち10〜15日、薬を飲んでいる」という場合は薬物乱用性頭痛の可能性を疑ってみたほうがよいかもしれません。

薬物乱用性頭痛は、まだ広く知られておらず、医師の中にもこうした病気があることを把握していないケースがあります。

加えて、患者さんが診察を受けるときに服用中の薬について正確に伝えないケースもあり、診断がつきにくくなっているおそれがあります。

病院では、「ロキソニンを週に3〜4回飲んでいます」というように、服用している薬についてしっかり伝えると、正しく診断してもらいやすくなるでしょう。

薬物乱用性頭痛の治療法は、原因となっている薬の服用を止めることです。

しかし実際のところ、自分の意思で薬を止めるのは難しい場合が多いといわれます。これは、薬の服用を止めると一時的に頭痛が悪化してしまうことが多く、そのつらさから再び薬を服用してしまうケースが少なくないからです。

原因となる薬の服用をしっかり止めるためには、作用するメカニズムが異なる鎮痛薬を使い、痛みを我慢せずコントロールすることが重要です。

入院して治療することが必要な場合もあるので、やはり病院に行って診断を受け、医師と相談しながら治療に臨むべきでしょう。

お腹の痛みに波がある理由

続いて、腹痛について見ていきましょう。

日常的によくある腹痛の原因の一つは、便秘です。便秘で感じる痛みは、便やガスがたまって腸がふくらみ、引っ張られることによって生じます。腸は蠕動《ぜんどう》運動をしており、それに伴って便やガスが移動するので、腸が引っ張られなくなれば痛みはいったん治まります。

しかし便やガスが移動して別のところが引っ張られれば、また痛みが生じます。便秘のときのお腹の痛みに「波」があるのはこのためです。

このほかよくある腹痛の原因として、下痢もあります。下痢を起こしてしまうのは、たとえば腸の中に有害な細菌が入った場合です。

正常時であれば、腸は中に入ってきたものの水分を吸収してから排出しますが、有害な細菌はできるだけ早く身体の外に出さなければなりませんから、水も吸収せずにどんどん排出します。このため便が水のような状態になり、急いで排出しようと腸が強く収縮するために、その圧力が痛みを生じさせるのです。


このように、便秘と下痢では痛みが生じる仕組みが異なるため、痛みをとるために使用する薬も異なります。

便秘のときは、たまった便がスムーズに排出されるように腸を動かす薬や、便が動きやすいように便を柔らかくする薬（酸化マグネシウムなど）が必要です。

下痢の場合に考えられるのは腸の動きを止める作用のある薬を使うことですが、細菌の排出を止めてしまうと、腹痛の原因となった感染症の治りを遅くしてしまうおそれがあります。

もし下痢を起こしたら、食事をとるのを止めて腸を休ませ、水分をしっかり摂取しながら自然に治るのを待つほうがよいでしょう。

なお、下痢を起こしているときの水分摂取については、病院であれば点滴を行います。水を飲まないほうが腸を余分に動かさずにすむので、回復が早いからです。

自宅で対処する場合、点滴はできませんが、脱水を起こさないよう水分を摂取する必要がありますから、腸から早く吸収されやすい「OS－1」などの経口補水液を飲むとよいでしょう。

痛みがつらい場合は痛み止めを使っても構いませんが、NSAIDsは食事をとらずに服用すると胃が荒れてしまうことがありますから、カロナールをおすすめします。

コラム　飲み薬、座薬、貼り薬は効果にどんな違いがあるのか

食べ物はもちろん薬であっても、人間が飲み込んだものの多くは肝臓の解毒作用によって、ある程度分解されます。このため飲み薬は、成分が全身に行き渡る前に有効成分が肝臓で分解され、弱まった状態になることが避けられません。

この点、点滴や座薬、貼り薬には、肝臓を最初に通過しないというメリットがあります。痛み止めにも座薬や貼り薬があり、病状や状況などによって飲み薬との使い分けが必要です。

みなさんは「座薬のほうが飲み薬より効く」という話を聞いたことがあるでしょうか？

たとえばボルタレンには飲み薬と座薬の両方があります。同じ量を投与した場合、血中濃度を比較すると、飲み薬よりも座薬のほうが最高到達点が高いことがわかっています。

これは肝臓で薬が分解されてしまう飲み薬に比べ、直腸で吸収されてそのまま全身に行き渡

る座薬のほうが血中濃度が高まりやすいからでしょう。「座薬が効く」といわれるのは、このためではないかと思います。

また、内服によって胃を荒らす薬の場合、座薬のほうが副作用が出にくいというメリットもあります。座薬は肛門内にしっかり入れなければならないので飲み薬と比べると使いにくさがありますし、おならや排便と一緒に外に出てしまうことがあり確実性で劣るというデメリットもありますが、副作用を抑えつつ、しっかり効果を出したいときは選択肢になるでしょう。

ただし「座薬のほうが効く」というのは、すべての薬にいえるわけではありません。

たとえばアセトアミノフェンは、飲み薬のほうが座薬よりも効果が持続する時間が長いことがわかっています。薬を飲み込むのが難しい小さいお子さんなどの場合は、あえて座薬を使う選択肢もありますが、アセトアミノフェンは内服のほうが高い効果が期待できるといえます。

痛みをとるための貼り薬として広く使われているものとして、ロキソニンテープやボルタレンテープなどの湿布薬があります。湿布薬を貼ると、皮膚を介して痛みがある部位に直接成分を届けることができます。

湿布には冷湿布と温湿布がありますが、冷たくすると痛みが減る効果がある一方、温めると血流が改善するメリットがあります。一般的には、急性期には患部を冷やし、血管を収縮させて出血を抑えたり炎症を抑えたりするのが有効とされ、慢性期には温めて血流をよくするのがよいとされています。

もう一つ、先にご紹介したフェンタニルのように、全身に薬を行き渡らせることを目的として身体に貼るタイプの薬もあります。フェンタニルは通常は胸に貼り、皮膚を介して血液中に麻薬を吸収させていきます。

こうした貼り薬は、痛み止めの成分をゆっくり持続的に吸収させることができるため、血中濃度を長く一定に保つことができ、飲み薬よりも効果が切れにくいというメリットがあります。

がん患者さんが長期的に痛みをとっていくために使われることがあるほか、慢性疼痛でも処方されることがあり、ベースとなる鎮痛薬としてフェンタニルを使いながら、必要に応じてほかの鎮痛薬を服用するといった使い方もできます。

ちなみにフェンタニルのような痛み止めの貼り薬は、なかなか薬を飲ませるのが難しいペットの治療にも使われることがあります。私も愛犬ががんになったときは獣医さんに処方してもらい、シールを貼って鎮痛を行いました。

痛みに強い犬だったので、表情などの様子から痛みが軽減しているかどうかを判断することはできなかったのですが、一般的には効果があるとされています。

4　肩こり、腰痛、関節痛などの身体の痛みをどうとるか

肩こりは病院で治ることもある

厚生労働省では、「国民生活基礎調査」で病気やけがなどで何らかの自覚症状がある人がどれくらいいるのか、具体的にどのような症状を訴えているのかなどを調査しています。

2019年の調査結果によれば、症状を訴える人が多いのは男性では「腰痛」が1位、「肩こり」が2位、「鼻がつまる・鼻汁が出る」が3位。女性では「肩こり」が最も多く、2番目に多いのが「腰痛」、そして3番目が「手足の関節が痛む」でした（図表2－2）。

腰痛、肩こり、関節痛は、慢性的に悩む人が多いといえます。ここからは、こうした身体の痛みについて少し詳しく見ていきましょう。

図表2-2　性別にみた病気やけがの自覚症状（複数回答）

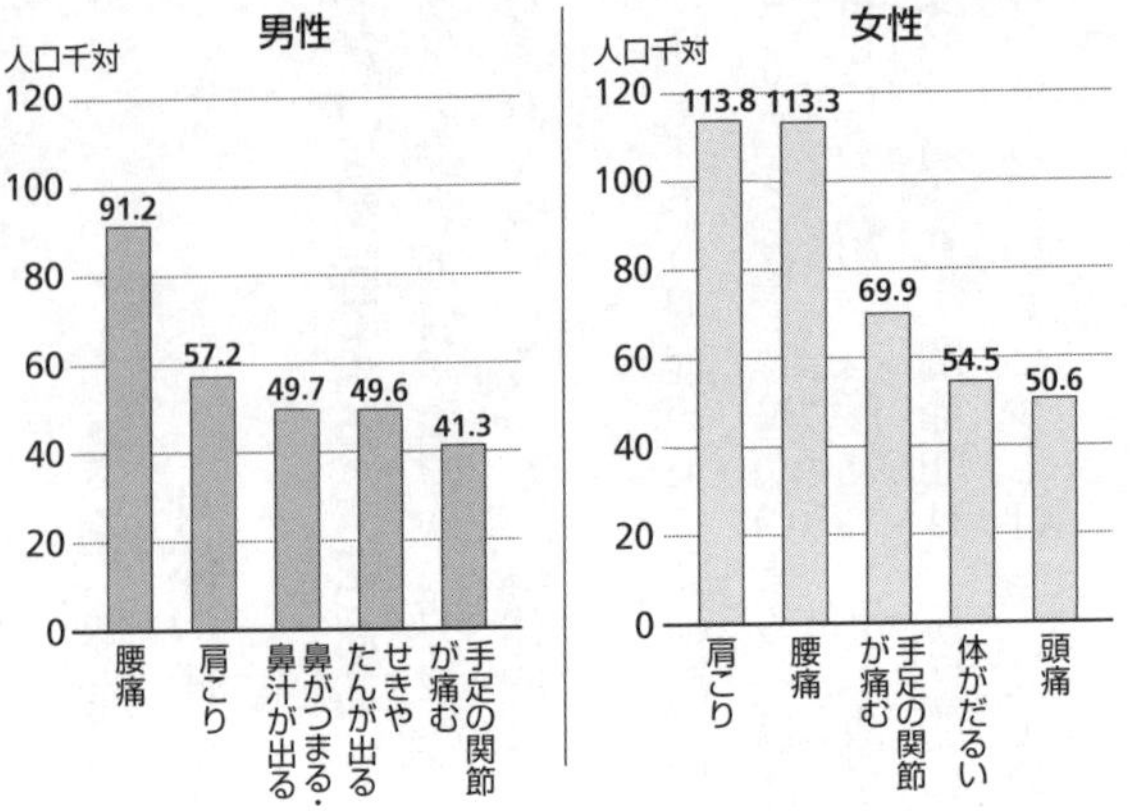

出所：厚生労働省「2019年国民生活基礎調査」

女性で1位、男性で2位となっている「肩こり」ですが、悩んでいる人が多いにもかかわらず、病院に行っているという人は少ないようです。

国民生活基礎調査では通院している人についても調べているのですが、その上位5疾患を見ると、上から順に男性は「高血圧症」「糖尿病」「歯の病気」「眼の病気」「脂質異常症」、女性は「高血圧症」「脂質異常症」「眼の病気」「歯の病気」「腰痛症」となっています。

肩こりなどの自覚があっても病院に行かない人が多いのは、病院で治療するようなものではないというイメージがあるからなのかもしれません。

しかし、実際には肩こりは病院で治療の対象になりますし、治療薬もあることをこの機会に知っていただければと思います。

そもそも、肩こりはどのようにして起きるのでしょうか？

人間は進化の過程でほかの動物に比べて脳が発達し、大きな頭を持つようになりました。人間以外の動物は生まれるとすぐに歩いたり立ったりしますが、生まれたばかりの人間の赤ちゃんは自分の頭も支えられないほど未熟な状態で生まれます。これは、それだけ未熟なうちに産まなければ、さらに頭が成長してしまい、とても出産できないからなのです。

大きく発達した頭を支えるため、人間の肩や首には大きな負担がかかり、筋肉は緊張状態が続きがちになります。この緊張状態が、肩こりの原因の一つです。

さらにスマホやパソコンを覗き込むような姿勢では、肩やその周辺の筋肉が収縮して負担がかかり続け、肩こりを悪化させてしまいます。

やっかいなのは、ひとたび肩こりが発生すると、悪化のループに陥りやすいことです。筋肉が収縮すると血液の流れが悪くなって発痛物質が生じるのですが、痛みが出ればその周辺の筋肉が収縮してさらに血流が悪くなり、また発痛物質が出てしまいます。この悪循環があるため、肩こり持ちの人はなかなか痛みから解放されなくなるのです。

これらのメカニズムからもわかるように、筋力低下により頭を支える力が弱くなることや、姿勢の悪さは、肩こりを生じさせるリスク要因になります。

また運動不足によって血流が滞ることのほか、過労、加齢、ストレス、寒さなどによる血流低下も肩こりを悪化させることにつながります。

人間を退化させて頭を小さくすることはできませんから、肩こりを治すには、どうにかして肩や首の負担を小さくしたり、肩の筋肉の収縮を抑えたりすることを考える必要があります。

負担を小さくするには、姿勢をよくすることが大切です。頸椎でしっかり頭を支えることができれば、筋肉の負担が軽くなるからです。

筋肉の収縮を抑えるには、ストレッチ運動を取り入れるのが有効です。ストレッチを行うことで、縮こまろうとする筋肉を伸ばす働きが起こるため、過剰になった筋肉の緊張を解いてくれる作用があります。

「姿勢をよくしてストレッチをしましょう」と言われると、「それが治療なの？」と思う人もいるかもしれませんが、運動は立派な治療法です。

ただ、一回やればすぐに治るというものではありません。ストレッチ運動を習慣化して、筋肉がほぐれた状態を保つことが大切です。

運動療法は多くの慢性疼痛に対してとても有効なことがわかっており、治療法としての推奨度も非常に高いのです。

肩こりには飲み薬や貼り薬もいい

もちろん飲み薬や貼り薬にも、効果が期待できるものがあります。肩の筋肉に炎症が起きてプロスタグランジン（59ページ参照）が出ている状態であれば、NSAIDsの服用やロキソニンテープのような痛み止めの湿布で、ある程度は痛みを抑えることができるでしょう。

慢性的な痛みでプロスタグランジンが出ていない状態の場合は、NSAIDsの効果はあまり期待できないかもしれませんが、その場合はカロナールを服用する選択肢があるでしょう。

重度の肩こりには、麻酔薬を注射して痛みをとる「神経ブロック注射」も有効です。神経ブロック注射は即効性のある痛み止めであるだけでなく、神経を落ち着かせる効果があり、筋肉が過剰に収縮して血行が悪くなるという悪化のループを断ち切ることも期待できます。

このほか、肩こりは筋肉が緊張状態になって収縮しすぎることが原因なので、筋肉を弛緩させる作用を持つ薬を服用する方法もあります。肩こり治療のために処方されることが多い薬には、筋肉の中にあるセンサーの反応を低下させて収縮しすぎないようにするメカニズムを持つもの、同時に鎮痛作用や血流改善効果が出るものなどがありますので、整形外科やペインクリニックなどで聞いてみるといいでしょう。

なお肩こりは、頸椎症で首の神経が物理的に圧迫されることによって起きることがありますし、心の病気が肩こりを招くこともあります。

「たかが肩こり」と我慢していたら、実は「肩関節周囲炎（四十肩・五十肩）」という病気だったというケースも少なからずあります。

姿勢の改善やストレッチなどを行ってもなかなか改善できない場合は、病院でしっかり調べてもらったほうがいいでしょう。痛みを我慢せず、一度、整形外科やペインクリニックを受診してみてください。

腰の痛みはこうしてとり除く

続いて、国民生活基礎調査の有訴者率で男性1位、女性2位になっている腰痛について見ていきましょう。

腰痛は世界的に見ても増加傾向にあり、「実は自分も悩んでいる」という人は多いのではないかと思います。

痛みの持続期間が長く、なかなか治りにくい腰痛をわずらうケースでは、生活の質を押し下げる深刻な要因になることもあるので、「たかが腰痛」と軽く考えるべきではありません。

肩こりと同様に病院にかかる人が少ない傾向があるのですが、もちろん腰痛は病院で治療を受けることができます。

腰痛も肩こりと同様、さかのぼれば人間の進化による骨や筋肉への過剰な負担が原因です。

四つ足歩行の動物と比較すると、人間の腰椎が湾曲した形になっていることがわかります。これは、重い上半身や内臓を腰で支えなくてはならないからです。

また二足歩行という、もともとは不自然な姿勢により、脊椎周囲の筋肉は緊張により収縮しやすくなっています。筋肉の収縮が血流の低下を招いて発痛物質が生じ、痛みによる筋肉の収縮がさらに血流低下を招くという悪循環が起きるのは、肩こりと共通のメカニズムです。

また、腰椎は負荷がかかっているために、骨の異常が起こりやすいという特徴があります。このため、腰痛は何らかの明確な病気が原因になっているケースが多いといえます。腰痛の患者さんをＣＴやＭＲＩで画像診断すると、椎間板ヘルニアや椎間板変性、変形性脊椎症などが見つかることが少なくないのです。

椎間板ヘルニアや一部のすべり症などの場合、根本的な原因を手術によってとり除けるケースもありますから、一度は病院で診察を受けたほうがよいでしょう。

診察を受けた結果、原因となる明確な病気がない場合や手術治療での改善が難しい場合は、痛みを改善したり軽減したりする治療を受けることが考えられます。

突然に腰に痛みが襲ってきた場合は、炎症を伴って患部で発痛物質が生じている可能性が高いため、まずロキソニンやボルタレンなどのNSAIDsが使われます。

慢性的な痛みの場合もNSAIDsが使われるほか、カロナール、痛み止めの作用を持つ抗うつ薬などが処方される場合もありますし、重い慢性的な痛みがあるときは、トラマールやフェンタニルなどの麻薬が出されることもあります。

痛みが強い場合、ペインクリニックなどで神経ブロック注射を受けることも選択肢になるでしょう。

このほか腰痛の治療にはコルセットの着用や患部を引っ張る牽引療法、温熱療法、寒冷療法、電気刺激療法、光線療法などさまざまな方法がありますが、ペインクリニックで受けられるものとして「脊髄刺激電極埋め込み」という方法もあります。名前の通り、脊髄に電極を埋め込んで、電気を流すことによって痛みを抑えるという治療法です。

「脊髄に電極」と聞くと大がかりなイメージを持つかもしれませんが、針を刺して管を適切な位置に入れれば処置が可能で、通常は1時間ほどで終わる処置です。

電気を流すことによって痛みがとれるのは、先にご説明した触覚刺激による鎮痛のメカニズムが応用されています。ちょうど触っている感覚と同じくらいの刺激を脊髄に与えることで痛みが抑えられるのです。

なお、慢性的な腰痛に対しては運動療法が強く推奨されています。厚生労働省がすすめているのは筋肉を強化するための腹筋体操と背筋体操のほか、腰・背中や太ももの裏側の筋肉のストレッチです（図表2－3）。

図表2-3　慢性腰痛を軽減するためのストレッチ（各10回）

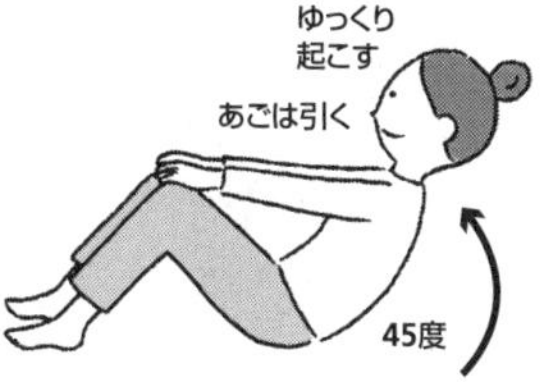

●腹筋体操

仰向けに寝て、あごを引いたまま上半身をゆっくり起こし、45度の位置で約5秒間止めます。

腹筋の弱い人はこの位置まで起き上がる必要はありません。上半身を起こすように、お腹の筋肉に力を入れましょう。

●背筋体操

うつぶせに寝て、おへそより下に枕をはさみます。あごを引いて上半身をゆっくり起こし、約10cm上げたところで約5秒間止めます。

上半身を上げられない人は、この位置まで起き上がる必要はありません。上半身を起こすように、背中の筋肉に力を入れましょう。このときに同時にお尻をすぼめると、お尻の筋肉も働き、より効果的です。

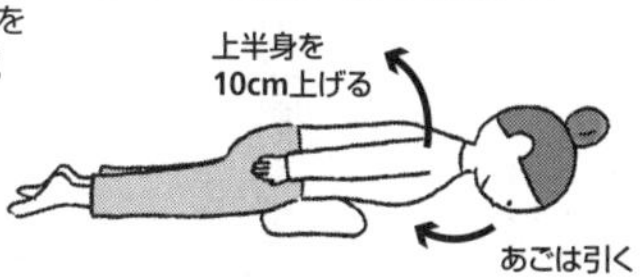

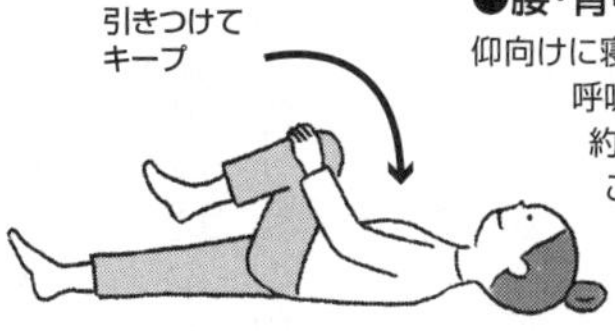

●腰・背中のストレッチング

仰向けに寝て、片膝を両手で抱え、ゆっくりと深呼吸をしながら胸のほうへ引きつけます。

約10秒間そのままの姿勢を維持します。

これを左右、両方の脚で行いましょう。

●太ももの裏側のストレッチング

仰向けに寝て、片方の股関節（足の付け根の関節）を90度に曲げ、膝の裏を両手で支えます。

その位置から膝の曲げ伸ばしをし、その後、ゆっくりと膝をできるだけ伸ばします。

最も伸びた位置で、約10秒間そのままにします。

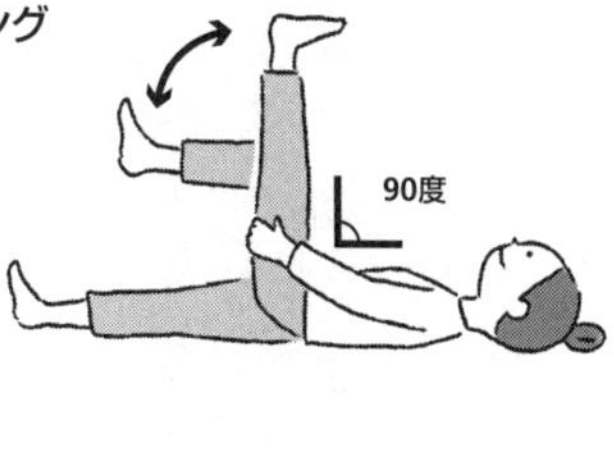

出所：「腰痛の人を対象にした運動プログラム」（厚生労働省）をもとに作成

これらの運動を10回1セットとして、1日1セット以上を目標にして行ってみてください。

お金や時間をあまりかけず、日々の生活の中で簡単に行えるものですから、ぜひ実践してみてください。腰痛では予防のためにも運動を行うことが重要ですから、今は腰痛がないという人にもおすすめです。

このほか、ウオーキングやサイクリング、水泳など、簡単にできて定期的に行える運動を生活の中に取り入れることも推奨されています。

経験する人が少なくない「ぎっくり腰」についても少し触れておきたいと思います。

ぎっくり腰は椎間板ヘルニアが原因で起こることがありますが、筋肉や靭帯《じんたい》の障害など原因は複数あるようです。重いものを持ったときや、くしゃみをきっかけに発症する人もいます。

ぎっくり腰になると、動けないほどの痛みが生じます。急性の腰痛なので安静にしていれば落ち着いてきますが、人によってはそのまま慢性的な腰痛になってしまうケースもあります。

慢性化を防ぐためには、できればペインクリニックに行って神経ブロック注射を受けるなど、早めにしっかり痛みをとる処置をしてもらったほうがいいでしょう。

腰痛に関しては、怖い病気が隠れているケースが少なくないことも、頭に入れておいていただきたいポイントです。腰に痛みを感じている人は、生活習慣病のようなものだと軽くとらえて放置すべきではありません。

たとえば、がんが腰に転移したことによって腰痛が出るケースは、めずらしくありません。

腰椎には骨転移が起きやすい傾向があり、また腰の骨は身体を支えるために圧力がかかるため、骨転移によって骨がもろくなると圧迫骨折を起こすことがあるのです。

また、腰痛は腎臓、婦人科系、膵臓や大腸など広い範囲の病気の関連痛として起こってくることがあります。膵炎や尿管結石によって腰痛になるパターンもあれば、腰痛で診察を受けたら膵臓がんや大腸がんが見つかったというケースもあります。病気を見逃さないためにも、腰に痛みを感じたら病院できちんと診察を受けるべきです。

女性に多い関節痛の治し方

国民生活基礎調査で自覚症状を訴える人が多い病気として、女性で3位に入ったのが「手足の関節が痛む」です。

関節が痛む原因となる病気はさまざまにありますが、女性に多い慢性関節リウマチなどの膠原病《こうげんびょう》によって関節の変形が起こり、痛みが生じるケースは少なくありません。

また、けがをきっかけに関節の変形が起きることもあります。膝や股関節が痛む変形性膝関節症や股関節症は、先天的な要因のほか、肥満によって関節が摩耗《まもう》してしまうことなどによって発症します。

膠原病は慢性関節リウマチ、全身性エリテマトーデス、皮膚筋炎、多発性筋炎、強皮症、結節性多発性動脈炎、シェーグレン症候群、混合性結合組織病など数十種類の疾患の総称で、これらは自分の身体に備わっている免疫が自分の身体を攻撃してしまうことにより発症する「自己免疫疾患」です。

自己免疫疾患には難病に指定されているものも多いのですが、痛みを軽減するための治療法はあり、免疫の働きを抑えるステロイド、免疫抑制剤、生物学的製剤などの投薬が治療の中心となります。


変形性膝関節症や股関節症の治療には、NSAIDsやアセトアミノフェンなどの鎮痛薬が使われます。痛みがそれほど強くない場合で肥満気味の方などには、体重を軽くすることも治療の一つになります。

痛みが治まらない場合は、ヒアルロン酸の注入のほか、関節近くの骨を切って関節の向きなどを調整する「骨切り術」や「人工膝／股関節置換術」が検討されることもあります。

人工関節は20年程度で入れ替えが必要になります。仮に60歳で人工関節を入れた場合、80歳くらいでもう一度手術が必要になる可能性があるため、手術する場合はタイミングを医師と相談する必要があります。

強力な効果を示す「神経ブロック注射」

肩こりや腰痛の治療で取り上げた「神経ブロック注射」は、全身のさまざまな痛みを軽減することができます。

特にブロックする場所そのものに炎症が起きている場合は、神経ブロック注射によって局所麻酔薬とステロイドを患部に直接入れることができるため効果が高く、すぐに痛みがとれるだけでなく長期的な鎮痛効果も期待できます。

また痛みが生じたとき、早期にしっかり鎮痛することができれば、慢性的な痛みへの移行を防ぐことができる可能性が高まります。

「神経ブロック注射」と聞くと怖いイメージを持つ人もいるかもしれませんが、痛みに困っている人にとっては有効な治療法です。ペインクリニックや整形外科などで受けることができるので、相談してみましょう。

ただし、神経ブロック注射をすればどんな痛みもとれるというわけではありません。炎症が起きている部分をブロックできる場合はいいのですが、痛む部位などによっては、患部そのものではなく、痛みの信号の通り道を一時的にブロックするという方法がとられることもあります。この場合、痛みをとる効果はありますが、それが持続しにくいといえます。

また、神経ブロック注射は、だれでも受けられるわけではありません。

たとえば、血液をサラサラにする抗凝固薬を服用している場合、注射をすると出血が止まらなくなる場合があるため、神経ブロック注射ができないこともあります。

どのような神経ブロック注射をするのか、あるいはしないのかは、最終的には医師の判断によります。

注射に関する、ここだけの話

もう一つ知っておいていただきたいのは、少々言いにくいのですが、神経ブロック注射があまり得意ではない医師もいるということです。

一定の技術が求められる治療であり、麻酔科医として高い業績を持つ医師や知識が豊富な医師だからといって、神経ブロック注射が的確にできるとは限らないのが実情です。

神経ブロック注射を受けてもそれが的確でない場合、深刻な害はありませんが、「効果が出ない」ということは起こりえます。

もし「神経ブロック注射を受けたのに痛みがとれない」ということがあったら、医師の技量不足ということも考えられますから、病院を変えてみることも選択肢になるかもしれません。

本節では身体の痛みについて見てきましたが、いずれの場合にも大切なのは、我慢せず早めに病院に行くことです。それが、悪化や慢性化を防ぐことにつながります。

痛みは身体が異常を知らせるサインです。放置すれば病気が悪化するかもしれませんし、痛みを我慢し続けることは慢性疼痛につながる可能性があります。

特に高齢者の方の場合、年をとれば身体のどこかに痛みが出てくるのも自然なことではあるのですが、「年をとったのだから、これくらいは仕方ない」などと考えず、医師の診察を受けて痛みを軽減する治療に取り組んでみてください。

5　痛みに「気のせい」はない

CTやMRIでも原因がわからない「痛み」がある

一般的にけがや病気などで身体がダメージを受けて生じる痛みは、専門的には「侵害《しんがい》受容性疼痛《じゅようせいとうつう》」と呼ばれます。これを「第一の痛み」とすると、65ページでご紹介した神経そのものの損傷などによる「神経障害性疼痛」は、第一の痛みとは痛みが発生するメカニズムが異なる「第二の痛み」と位置づけられます。

さらに痛みの中には、これら第一の痛み、第二の痛みのどちらにも分類できないものがあります。

病院に行っても病気などが見つからず、CTやMRIを撮っても異常がないにもかかわらず、患者さんが痛みを訴えるケースがあるのです。このような痛みは、日本では「心因性疼痛《しんいんせいとうつう》」と呼ばれています。

心因性疼痛は現在の医学ではよくわからないことも多く、医師でさえ「気のせいではないか」と言ってしまう人もいます。

しかし、「気のせい」で片づけて何も治療をしないというのは問題です。

何より、原因不明の痛みというのは原因が現在の医学ではまだわからないというだけであって、決して「気のせい」ではないのです。心因性疼痛と考えられるのであれば、何らかの治療が行われるべきです。

近年になって、国際的な学会では「侵害受容性疼痛」「神経障害性疼痛」に加えて、第三の痛みとして「Nociplastic pain」が定義されました。この言葉を直訳すると、「侵害《しんがい》可塑《かそ》性《せい》疼痛《とうつう》」となります。痛みの信号に可塑性(形を変えるとそれが持続する性質)があるため、ひとたび信号が出ると、それが持続してしまうというのがNociplastic painの定義です。日本では「痛覚《つうかく》変調《へんちょう》性《せい》疼痛《とうつう》」と訳されています。

第三の痛みである痛覚変調性疼痛が、日本でいう心因性疼痛と同じなのかどうかは、まだわかっていません。しかしいずれにしても、原因がはっきりしない痛みも「気のせいではない」ということが医学の世界でしっかり定義されるようになっているのです。

痛覚変調性疼痛が起こる病気としてよく知られているものの一つは「慢性疲労症候群」です。

アメリカの著名なシンガーソングライターであるレディー・ガガさんが闘病中だと明かした線維筋痛症《せんいきんつうしょう》や、身近で悩む人が多い顎関節症もそうですし、過敏性腸症候群に代表されるような慢性的な内臓痛、ヘルニアや脊柱管狭窄症とは違って原因がはっきりしない慢性腰痛、原因がわからない頭痛なども痛覚変調性疼痛に分類されます。

症状は非常に多様で、身体の一部だけが痛むこともあれば、広範囲に痛みを感じるケースもあります。患者さんの痛みの訴え方も、「燃えるような感じ」「撃たれたような感じ」「鈍い痛み」「深く重い痛み」などさまざまですし、痛む場所や強さが変動することも少なくありません。

また、気候の変化や周囲の環境、患者さんの感情などによっても痛みの出方が影響を受けることがあります。こういった多様な痛みの現れ方が「気のせいではないか」と言われてしまう一因なのかもしれません。

「痛み」があっても、診断されるまでに3年かかる病気もある

問題なのは、検査では原因が見つからないため、しばしば患者さんが疑われてしまうことです。医師につらさが理解されず、「本当に痛いの？」などと言われてしまえば、痛みに苦しむ患者さんにさらなるストレスがかかります。このため、痛覚変調性疼痛のある患者さんは医療不信になりやすいと言われます。

繰り返しになりますが、痛覚変調性疼痛については「現代の医学で説明ができないだけ」だということを理解する必要があるでしょう。

そもそも私たちは、生きている人間の細胞を直接見ることもできずに診断しています。大昔に比べれば、ＣＴやＭＲＩなどの画像診断が発達したおかげで身体の中の様子を知る術《すべ》があるわけですが、これらにもまだまだ限界があります。現在の技術では、人間の身体の中をくまなくチェックできるわけではありません。

今後、医学が進化してより詳細な画像診断が可能になれば、今は原因不明とされている痛みの中にも、異常が発見されて、診断や治療が可能になるものが出てくるかもしれません。

現時点では、痛覚変調性疼痛が起こる病気だと診断するにあたっては、さまざまな病気の可能性を疑って検査を重ねたうえで消去法によって行う「除外診断」が必要です。

診断が下されるまでにはどうしても時間がかかり、たとえばヨーロッパとラテンアメリカの９００人の線維筋痛症の患者さんを対象にした研究によれば、線維筋痛症だと診断されるまでにおよそ3年がかかり、その間に4〜5人ほどの医師を渡り歩かねばならないそうです。このような患者さんが医療不信に陥ってしまうのも仕方がないといえるでしょう。

原因不明の「痛み」をいかにとるか

原因がはっきりしないため、治療は薬を使わない方法が中心となります。たとえば信頼できる医師との関係構築、生活習慣の改善、体重管理、食事療法、マインドフルネス、適切な睡眠、ストレスの軽減、心理療法などです。

あえて薬を使っていく場合は、NSAIDsやアセトアミノフェンなどの鎮痛薬は効果が顕著に出ないケースが多いため、鎮静剤、精神安定剤、睡眠導入剤などの中枢神経作用薬や、先にご紹介した三環系抗うつ薬、神経障害性疼痛の薬などが使われます。

薬だけを投与するのはあまり効果が期待できないため、薬を使わない治療法と併用するのが一般的です。

神経ブロック注射が有効だという報告もあります。痛みの原因が見つからないのに神経ブロック注射が効くメカニズムははっきりとはわかりませんが、血流増加効果以外にもおそらく本来の神経ブロック注射の効き方とは異なり、「治療が行われた」という精神的な安定感により下行性疼痛抑制系が働き、痛みがやわらいだのではないかと分析されています。

痛覚変調性疼痛については新しい概念であるため、熱心に勉強を続けていない医師の中には「聞いたこともない」という人がいるかもしれません。「気のせい」「気にしすぎ」などと言ってしまう医師もまだいるのではないかと思いますが、そのように言われてしまった場合も、どうか落ち込まないでください。

インターネットで検索すると、心因性疼痛や痛覚変調性疼痛、あるいはNociplastic

pain やその代表的な病気である線維筋痛症について紹介している病院もあります。
そういった病院を探して受診してみることが、治療への第一歩になるのではないかと思います。

コロナで注目度が高まる「慢性疲労症候群」

ここで、新型コロナウイルス感染後の後遺症として注目されるようになった「慢性疲労症候群」について、少し詳しく見ておきましょう。

慢性疲労症候群は、原因となるような病気が見つからないにもかかわらず、生活が著しく損なわれるような強い疲労を長期にわたって感じる病気です。

実は紀元前にもその記録が残っているほど古くからある病気で、昔は「神経衰弱」とも呼ばれていました。あのナイチンゲールも慢性疲労症候群だったという記録が残っています。

ナイチンゲールというとクリミア戦争で兵士の看護にあたったという印象が強いかもしれませんが、実際に従軍したのは2年間で、その後は慢性疲労症候群を患って、亡くなるまでの50年の大半をベッドの上で過ごしていたといわれます。

ナイチンゲールの功績として医療統計学を生み出したことはよく知られていますが、その多くは慢性疲労症候群の闘病の中で行われました。

ナイチンゲールの誕生日である5月12日は国際看護師の日となっていますが、実は青いリボンをシンボルとして慢性疲労症候群の世界啓発デーにもなっています。

病気そのものは古くからあるものの、治療方法はまだ発展段階にあります。２００７年にイギリスのＮＨＳ（国民保険サービス）から新しい治療ガイドラインが発表されてイギリスやアメリカでは国主導で治療が行われるようになり、２０１１年にやっと国際的な診断基準が発表されました。

日本では１９６０年以降、精神疾患の一つとして治療が行われてきましたが、２０１３年に診断基準が作成され、２０１６年に「慢性疲労症候群／筋《きん》痛《つう》性《せい》脳《のう》脊《せき》髄《ずい》炎《えん》」と命名されています。治療のガイドラインができたのは２０１９年とごく最近のことです。

現在は新型コロナウイルス感染後の後遺症の一つとして慢性疲労症候群が注目されており、感染症治癒後に疲労感がとれない、頭が痛い、身体が痛いといった症状が残るのは、慢性疲労症候群を発症しているからではないかといわれています。

慢性疲労症候群は脳の炎症が一因の可能性も

慢性疲労症候群発症のメカニズムはまだ解明されておらず、原因ではないかといわれるものも内分泌系の異常、免疫系の異常、自律神経系の病気、中枢神経系の病気、心血管系の病気、酸化ストレス（活性酸素によるストレス）など数多く挙がっています。

研究で明らかになりつつある原因の一つは、感染症です。感染後、脳の炎症が持続的に起こることが、疲労感や痛みを生じさせているのではないかと考えられています。

実際に脳の炎症について調べた研究では、慢性疲労症候群の患者さんは扁桃体や中脳、海馬などに炎症が見られることが多いそうです。炎症の度合いが強いほど、認知機能の障害や抑うつ症状、身体の痛みなどが強いという相関関係も確認されています。

慢性疲労症候群の先行感染となるウイルスは、ヘルペスウイルス、エンテロウイルス、レトロウイルスなどさまざまで、新型コロナウイルスもその一つに数えられるでしょう。

ただし、慢性疲労症候群を発症したきっかけについて調べた報告（『慢性疲労症候群患者の日常生活困難度調査結果』報告概要）では、感染症が原因と考えられるケースは34・4％にすぎず、発熱をきっかけに起きたと考えられるケースが30・0％、ストレスや環境因子などで起こったと考えられるケースが25・6％となっており、思い当たる原因がないケースも22・5％あったとされています。

慢性疲労症候群のすべてが、感染症から発症するわけではないようです。

慢性疲労症候群は症状がさまざまで診断が難しく、ほかに疑われる病気について検査をして消去法によって診断することになります。

ほかの病気である可能性が低く、次の診断基準を満たした場合は、慢性疲労症候群と診断されることになります。

①〜④の症状が6カ月以上持続ないし再発を繰り返している

①強い倦怠感を伴う、日常における活動能力の低下

②活動後の強い疲労・倦怠感

③睡眠障害、熟睡感のない睡眠

④認知機能の障害（忘れやすい、覚えられないなど）や、立ちくらみやめまい、頭痛など

慢性疲労症候群の「倦怠感」は、単なる「疲れた状態」とは少し違います。何かが乗っているような身体の重さを感じるほか、通常の疲労であれば睡眠や休憩によって改善するものですが、身体を休ませても疲労がとれません。倦怠感には微熱を伴うこともあります。

なかなか眠れなかったり夜中に目が覚めたりと睡眠の質が悪くなるほか、物忘れをしやすくなったり注意力が散漫になったり、立ちくらみやめまいがあったりもしますし、頭や身体に慢性的な痛みが生じたりもします。

残念ながら慢性疲労症候群にはまだ画期的な治療法がなく長期化しがちなのですが、日記など記録をつけて症状が悪化するきっかけをつかむことが病気のコントロールにつながるほか、家事を座りながら行うなど活動を最小限にして、頻繁に休憩をとったりして無理をしないことも大切です。

瞑想やマッサージ、深呼吸、リラクゼーション療法などのほか、適度な有酸素運動が症状の改善につながることもあります。

睡眠障害については運動や適切な飲食、ストレス軽減、日中に光を浴びるなど、よい睡眠をとるための生活習慣を取り入れることが治療につながりますが、改善が難しい場合は飲み薬を用いる方法もあります。

また痛みについては、鎮痛薬も使われます。NSAIDsの効果はあまり高くなさそうですが、カロナールなどのアセトアミノフェンや抗うつ薬は痛みの軽減に有効な可能性もあるようですので、医師に相談するといいでしょう。

慢性疲労症候群のつらいところは、周囲に理解されにくいため社会的に孤立しやすく、専門医も少ないので、なかなか適切な治療やサポートが受けられないことです。

医師の中でもまだ理解が広がっているとはいえず、近隣の病院で「原因がわからず、できることはありません」などと言われてしまうことがあるかもしれません。

もし身近に困っている人がいるなら、たとえばＣＦＳ（慢性疲労症候群）支援ネットワークが作成している冊子『療養生活の手引き　ＭＥ／ＣＦＳ（筋痛性脳脊髄炎／慢性疲労症候群）』には、診断や治療が受けられる医療機関や受けられるサポートなどの情報が詳しくまとめられているので参考にするとよいでしょう。

冊子はウェブサイトからＰＤＦでダウンロード可能です。

第3章 終末期の痛みや苦しみはとり除ける

1　がんの終末期には何が起きるのか

日本人の４人に１人が、がんで亡くなっている

厚生労働省が毎年発表している人口動態統計によれば、１９８０年代以降、長期にわたり日本人の死因の第１位となっているのが、がん（悪性新生物）です。

２０２１年の「人口動態統計月報年計（概数）」によれば、日本人の死因の26・５％を「悪性新生物（腫瘍）」が占めており、およそ４人に１人はがんで亡くなっていることがわかります。がんは日本人の２人に１人が生涯のうちにかかる病気でもあり、自分自身はもちろん、身近な人を含めれば、がんと無縁でいられる人はほとんどいないといっていいでしょう。

がんになると、終末期に強い痛みや苦しみに襲われるというイメージを持っている人も多いのではないかと思います。いざそのような場面になったら、できるだけ痛みや苦しみをとってほしいと考えている人は少なくないでしょう。

一方で「痛いのはいやだけれど、モルヒネを使うような怖いこともしたくない」というように、緩和ケアに抵抗感を持つ人もいます。

この章では、がんを中心に、終末期にどのようなことが起こりうるのかや、痛みや苦しみをできるだけ避けたいという方が適切な緩和ケアを受けるために知っておくべきことをお伝えできればと思います。

がんによる痛みはどのように生じるのか

終末期のがんには、がんそのものが生じさせる痛みがあるほか、治療に伴う痛みなどがあります。

がんそのものの痛みというのは、まず、がん細胞から出る炎症物質によって感じる痛みです。さらに、この炎症物質が痛みの閾値を下げてしまうことで、より痛みを感じやすくなるメカニズムもあります。

腫瘍による物理的な圧迫により感じる痛み、細胞が破壊されることによる痛みもありますし、がんが進行して神経に浸潤（がん細胞が神経にしみ込み、広がる状態）すると、神経障害性疼痛も起きてきます。

がんの痛みに関する調査によれば、体性痛（皮膚や筋肉など身体の表面部分の痛み）が71％、内臓痛（内臓の痛み）が34％、神経障害性疼痛（神経そのものの痛み）が39％[*10]というように、進行するとさまざまな痛みが混在する状態になっていきます。

加えて、医療行為による痛みを感じることもあります。注射や検査はできるだけ患者さんが痛みを感じにくいように行うものですが、それでも痛みが生じてしまうことはありますし、薬の副作用によって痛みが出る場合もあります。

苦しさを感じるのは、たとえば呼吸困難が生じる場合です。肺がんの場合だけでなく、肺への転移や抗がん剤の副作用（間質性肺炎）で呼吸が苦しくなるケースがあり、がん患者の10～70％ほどで呼吸困難が起きるというデータがあります。

また、消化器系のがんによる物理的な圧迫や抗がん剤の副作用などにより、がん患者の6～68％ほどで吐き気が、30～92％ほどで食欲不振が起きます。[*11]

終末期において「せん妄」は、一般病棟では10～30％、緩和ケア病棟では42％、死亡直前には88％に見られます。[*12] せん妄とは、幻覚や妄想が生じたり、時間や場所がわからなくなる「見当識障害《けんとうしきしょうがい》」を起こしたり、錯乱や興奮、イライラなどといった気分の障害が起きたりするものです。

　このほか終末期の苦しみとして、口の渇き、倦怠感、むくみ、抑うつなどもあります。

2　適切な緩和ケアを受ければ「もだえ苦しむ」ことはない

がんの痛みをとる手段はたくさんある

　がんの痛みの中には、とりづらいものもあります。たとえば神経に浸潤しているがんや、骨転移している場合は痛みがとりづらいといわれます。

　また、がんの部位でいうと、膵臓がんや、お腹の中にちらばるように転移した腹膜播《は》種《しゅ》、会陰部のがんは痛みを抑えるのが難しいとされます。

　ただし、これらの痛みも「とりづらい」というだけで、とれないわけではありません。

痛みを緩和する手段はたくさんあり、少なくとも「痛くて眠れない」という状態ではなく、「動けば痛むけれど、動かなければ痛くない」という程度まで抑えることはできます。

適切な緩和ケアを受けることができれば、「痛みにもだえ苦しむ」というような状況は避けられるのです。

なお、誤解を避けるためにここでお伝えしておきたいのは、「緩和ケアを受ける＝死ぬことが決まっている」わけではない、ということです。

がんの治療において、緩和ケアは「がんと診断されたときから行う、身体的・精神的な苦痛をやわらげるためのケア」とされています。

身体の痛みや苦しみはもちろん、精神的苦痛もできるだけやわらげることで、療養中のＱＯＬ（Quality Of Life、生活の質）を保つことが緩和ケアの目的です。

終末期のがん患者さんの痛みや苦しみをとることはもちろんですが、完治を目指す人にとっても、緩和ケアが重要な役割を担う場面があることを知ってほしいと思います。

緩和ケアの具体的な方法としては、「3段階除痛ラダー」があります。1段階目はNSAIDsやアセトアミノフェンなどの鎮痛薬を用い、2段階目で弱い麻薬（コデイン）を、3段階目でモルヒネ、フェンタニル、オキシコドンなどの強い麻薬を使うというように、段階的に薬を変えていくやり方です。

ただし、NSAIDsは胃を荒らしたり腎臓に障害を生じさせたりする副作用があるため、がんの症状を悪化させる可能性を考えると長期投与はしないことが多く、また患者さんの状況次第で、必ずしもこの順番通りにならないこともあります。

モルヒネは麻薬の中でも、その名前がよく知られているため、「がんの終末期＝モルヒネ」というイメージを持っている人は多いと思います。

確かに強い麻薬の使用が必要な場面ではモルヒネは選ばれやすい薬といえ、飲み薬や注射などで使われることがよくあります。しかしモルヒネでは対処が難しい場合もあり、ほかの麻薬を使う場面は少なくありません。

たとえば、突然強い痛みが出た場合はオキシコドンの飲み薬が使われることが多いですし、長時間にわたり鎮痛作用が出るようにしたい場合はフェンタニルの貼り薬を使ったりします。

苦しさを適切にとるために、痛みを正確に伝える

緩和ケアでは、痛みの種類やその出方に応じて、さまざまな対応方法があります。

たとえば「身体を動かすと痛みが出る」という場合、ベッドから起きて動こうとする前に、短時間しっかり効く鎮痛薬を服用することで対処します。せきをすると痛むという場合はせき止めを、腸が動くときに痛むようであれば腸の蠕動をやわらげる薬を使ったりもします。

長い時間続くような痛みには定期的な薬の投与を行う方法のほか、血中濃度を一定に保ち、持続的に効果が出る痛み止めの貼り薬を使う方法もありますし、逆に突然に起きて短時間で消える痛みには、即効性があり作用時間が短い薬を使ったりもします。

たとえば口の中で溶かして舌の裏側の血管から吸収させる「舌下錠」タイプの鎮痛薬は、飲み薬よりも早く効果が現れます。これらを組み合わせ、「貼り薬で痛みを抑えつ

つ、突然の強い痛みが出たら舌下錠を使う」といった方法もあるわけです。

このほか、とりにくいといわれる骨転移の痛みには放射線治療も有効ですし、膵臓がんなどで感じる内臓の痛みなどは神経ブロック注射でやわらげることもできます。神経に浸潤することで生じる神経障害性疼痛には、第2章でも触れたプレガバリンなど神経障害性疼痛用の薬が使えます。

適切な緩和ケアを受けるために大切なのは、痛みや苦しみについて医師にしっかり伝えることです。

痛みは客観的な指標がないため、患者さん自身がどの程度の痛みを感じているのか、その痛みがどのようなときに起こるのかといったことをできるだけ正確に伝える必要があります。

緩和ケアを行う医師は、患者さんからどのように痛むのかを聞いてこそ、「動くときに痛いのか、それなら動く前に飲んで痛みを抑えられる薬を出そう」というように治療方針を決めることができるのです。

緩和ケアを受けていても痛みがなかなか治まらなかったり、副作用が強かったりする場合、医師にそのことを率直に伝えるべきです。

麻薬は鎮痛薬として高い効果を持つ一方で、吐き気、便秘、眠気、せん妄などの副作用があります。こうした苦しさも「我慢しなければ」などと思い込まず、医師に説明しましょう。患者さんの話から状態がわかれば、医師はそれに基づいて対応できます。

ある麻薬の効果が出にくかったり副作用が強かったりする場合、ほかの麻薬に切り替えることを「オピオイドローテーション」「オピオイドスイッチング」といい、切り替えを行うことで効果がしっかり出せたり副作用を軽減したりできるのです。

副作用の多くは、オピオイドスイッチングやそれぞれの症状に対応した薬の投与などにより、数日から1週間程度で改善したり消失したりします。

「痛みをとる」に加えて、「眠らせる」こともある

どうしてもとれない耐え難い苦痛に対しては、痛みをとる鎮痛に加えて、眠らせる鎮静を行うという選択肢もあります。鎮静薬により、意識を低下させてずっと眠っている

ような状態にすることで、患者さんが苦痛を感じることなく脳を休ませることができます。

鎮静については誤解も多いようです。

鎮静は、さまざまな鎮痛の手をつくしても耐え難い苦痛がある場合、つまり死に近づきつつあるタイミングで行われるため、鎮静に入ってから、まもなく亡くなる方は少なくありません。

この「薬によって眠ったまま亡くなる」ということが、「安楽死」と混同されがちなのです。

まず、日本では安楽死は認められていません。また鎮静に使う薬は、安楽死を目的とする薬とはまったく別のものであり、患者さんの身体に悪い影響を与えたり、死期を早めたりすることはありません。

鎮静の目的は、あくまでも患者さんが苦しまずに眠っていられるようにすることです。

そして鎮静には「持続的鎮静」と「間欠的《かんけつてき》鎮静」とがあります。

持続的鎮静は長く継続的に眠らせる方法で、多くの人は緩和ケアの鎮静と聞くと、こちらをイメージするのではないかと思います。

一方、間欠的鎮静とは、薬を減らしたり投与を止めたりすることで意識のある時間も確保する方法です。たとえば夜は鎮静薬でしっかり休み、昼間は鎮静薬の投与を最低限の量に抑えて会話ができるくらいの状態を保つという方法もあります。

苦痛緩和のための鎮静については、国がガイドラインを定めています。

鎮静を行わなくても患者さんが望むような苦痛の緩和ができるにもかかわらず、過剰な鎮静がされれば、患者さんやその家族が望まない形で「眠ったままで会話ができない」ということになってしまうおそれがあります。

一方で、適切に鎮静が行われないと、患者さんに本来なら避けることができる大変な苦痛を感じさせてしまうかもしれません。

鎮静をどのように行うべきかの判断は難しく、大変デリケートな問題といえます。だからこそガイドラインもあるわけです。

みなさんには、ここで鎮静への理解を深め、ご自身や身近な人の鎮静を検討する必要が生じたときの参考にしていただければと思います。

なお、鎮静は、医師であればだれでも対応できるわけではありません。

特に日本では、がん専門医でも患者さんに持続的な深い鎮静を行ったことがないという医師が少なくないのです。

がん専門医を対象に持続的な深い鎮静を行った経験の有無を尋ねた調査によれば、経験者の割合はヨーロッパの専門医で74％、北アメリカで64％でした[*13]。日本では間欠的な鎮静は66％、持続的な鎮静は33％でした[*14]。

終末期の鎮静をどのくらい行っているかの調査については、かなりばらつきがあります。

いざというとき、痛みや苦しみをしっかりとってほしいと考えている人は、鎮静も含め、どのような緩和ケアが受けられるのかを病院で事前に確認するといいと思います。

3 「緩和ケア」を躊躇する理由はない

「麻薬は最後の手段」ではない

緩和ケアについては、自分や身近な人が健康に過ごせているときには、なかなか考えるきっかけがないものかもしれません。

内閣府が2016年度に行った「がん対策に関する世論調査」によれば、緩和ケアについて知っているかどうかを尋ねる設問で「よく知っている」とする回答は26・2%にすぎず、「言葉だけは知っている」が39・2%、「知らない」という回答は34・0%となっており、緩和ケアについてはまだまだ一般には知られていないと考えたほうがよいようです。

この調査では、「モルヒネ、オキシコドン、フェンタニルなどの『医療用麻薬』は、がんなどの激しい痛みの治療などに用いられる医薬品で、痛みを伝える神経に作用して痛みをやわらげます。医療用麻薬は、がんの進行度にかかわらず、痛みの程度に応じて

図表3-1　医療用麻薬に対する意識（複数回答）

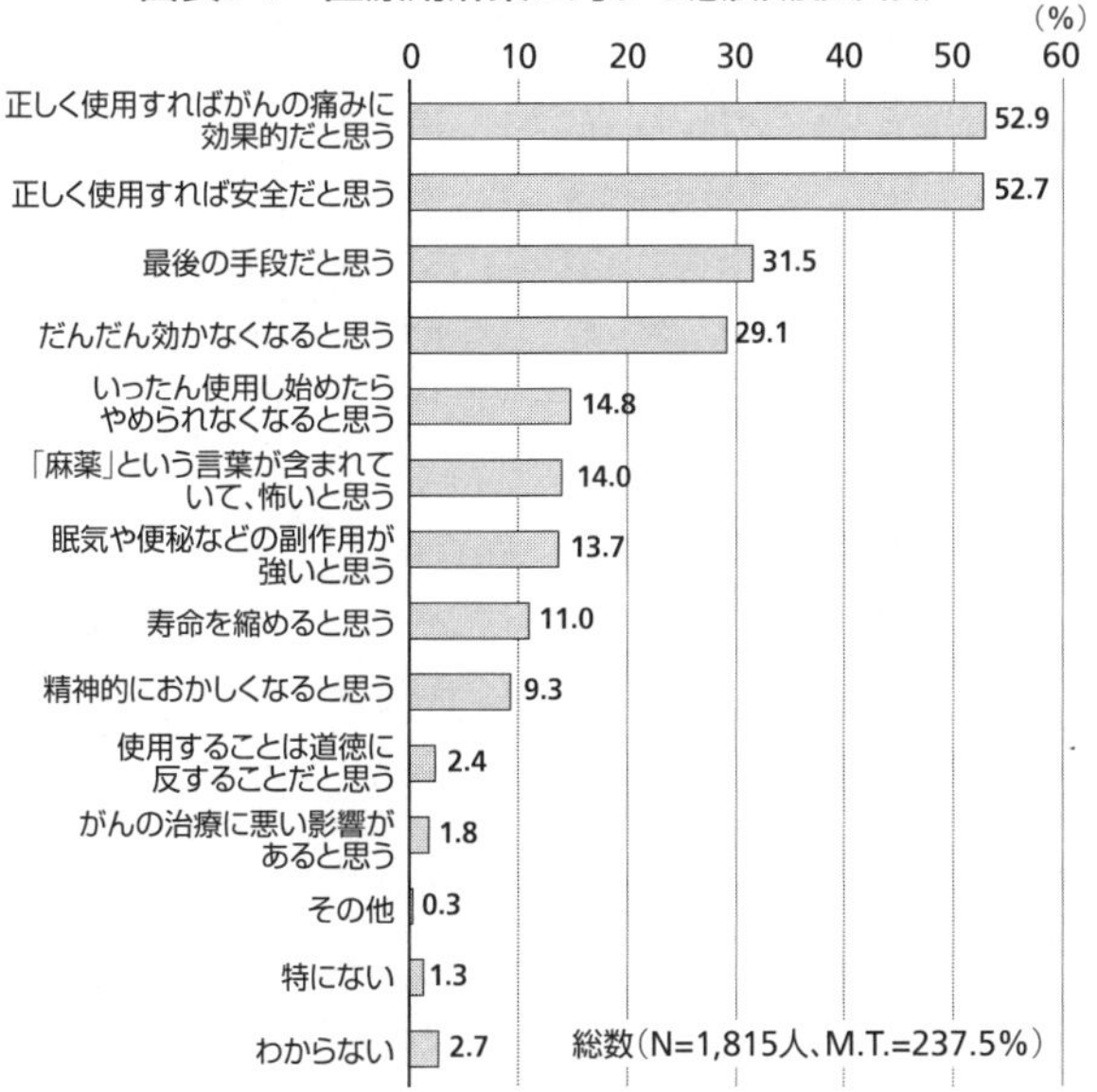

出所：内閣府「世論調査」

使用することができます」という説明を回答者によく読んでもらったうえで、医療用麻薬に対してどのような印象を持っているかを複数回答で尋ねています。

　回答は「正しく使用すればがんの痛みに効果的だと思う」が52・9％、「正しく使用すれば安全だと思う」が52・7％。一方、「最後の手段だと思う（31・5％）」「だんだん効かなくなると思う（29・1％）」「いったん使用し始めたらやめられなくなると思う（14・8％）」「『麻薬』という言葉が含まれていて、怖いと思う（14・0％）」「眠気や便秘などの副作用が強いと思う（13・7％）」「寿命を縮めると思う（11・0％）」「精神的におかしくなると思う（9・3％）」となっており、麻薬について誤解が少なくないことがうかがえます（図表3－1）。

ここまでお読みいただいたみなさんはすでに理解されていると思いますが、鎮痛に使われる麻薬は「最後の手段」ではなく、がんの終末期に限らず、広く使われているものです。

「だんだん効かなくなると思う」というのは、「痛いからといってどんどん薬を使ったら、もっと痛みが強くなったときに効かなくなってしまうのではないか」という心配があるのではないかと思います。

しかし、先にご説明しましたように麻薬は天井効果がないため、一般的な鎮痛薬とは異なり、使えば使うほど効果が高まります。耐性があるため薬の量を少しずつ増やすことはありますが、「効かなくなるのでは」という心配をする必要はありません。

「いったん使用し始めたらやめられなくなると思う」というのは麻薬に対して「中毒に

なる」というイメージがあるためでしょう。これも先に触れましたが、痛みがある状態でバランスよく鎮痛効果が出るように使われている場合は中毒になることは考えづらく、医師が診断して処方し、正しく使われている限りは心配する必要はありません。

副作用が強く出ることはありますし、その一つとしてせん妄の症状が出る可能性もあります。しかしそれらについても、オピオイドローテーションなどで対処が可能であることは先にご説明した通りです。もしも眠気などの副作用が出て困る場合は、医師に状態を説明して調整を相談すれば対処してもらえるはずです。

「緩和ケア」を受けたほうが長く生きられる

もちろん、緩和ケアを受けることで、寿命を縮めるおそれがないこともわかっています。さらにいえば、緩和ケアを受けたほうが予後がよいというデータもあります。

これは転移性非小細胞肺がんの患者１０７人を対象とした研究で、標準的な腫瘍治療のみを行うか、標準的な腫瘍治療に加えて早期緩和ケアを行うかをランダムに割り当てて調査が行われました。

図表3-2　緩和ケアを受けたほうが予後がよい

対象：転移性非小細胞肺がんの患者
標準的な腫瘍治療に早期緩和ケアを行うかどうかをランダムに割り当てた
人数：107人
結果：早期緩和ケアを受けた群はうつ症状も少なく、生命予後もよかった

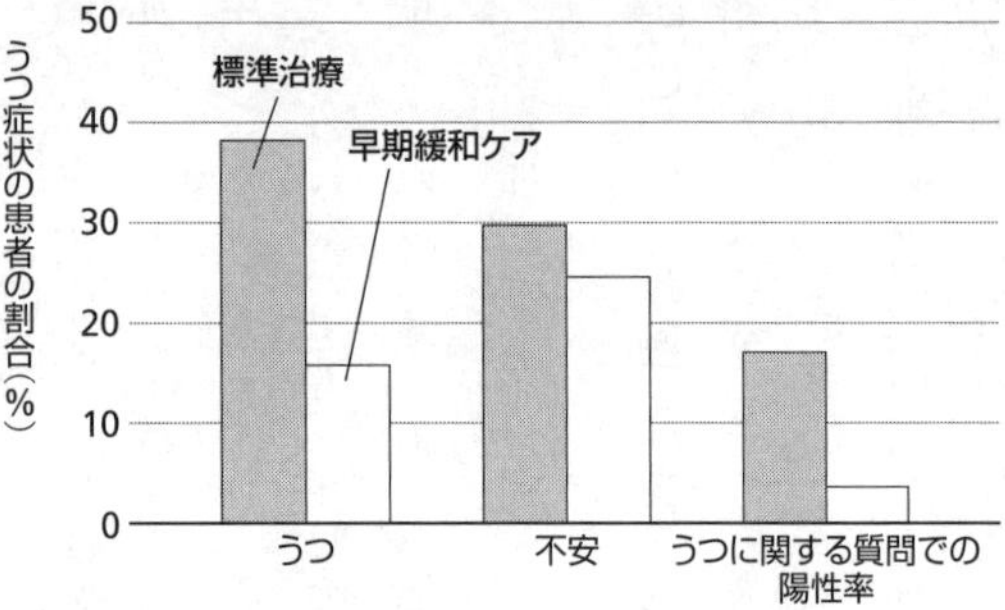

出所：Temel, JS. et al. Early palliative care for patients with metastatic non-small-cell lung cancer. The New England Journal of Medicine. 2010, 363(8), 733-742.

結果、標準的な腫瘍治療のみを受けた群で、うつ症状が認められたのは38％でしたが、早期緩和ケアを受けた群では16％と、うつ症状が少なくなっていました。

また、標準的な腫瘍治療のみを受けた群の生存期間中央値は8・9カ月でしたが、早期緩和ケアを受けた群では11・6カ月と、2・7カ月も長くなっていました（図表3－2）。

この研究以外でも、複数の論文で早期緩和ケアの導入がうつ病の改善や生活の質の改善に影響を与えていることが報告されています。

こうしたことから緩和ケアについては、正しい知識を得ることさえできれば、受けることを躊躇する理由はないということが理解できるのではないかと思います。

「緩和ケアは高額」という誤解

緩和ケアを受けることをためらう理由としては、費用の心配が少なくないかもしれません。

ただし、「緩和ケアは特別な治療で高額だ」と思っている人がいるとすれば、それは誤解だということをお伝えしたいと思います。

緩和ケアは特別な治療ではなく、公的医療保険で受けることができます。公的医療保険には1カ月あたりの医療費負担に上限を設ける「高額療養費制度」がありますから、がんの治療などほかの保険診療を受けるときと同様、際限なくお金がかかるということはありません。

おおまかにご説明すると、高額療養費制度とは、医療機関や薬局で支払った額が、1カ月（月の初めから終わりまで）で上限額を超えた場合に、その超えた金額が支給される制度です。

通常、負担が3割の人であれば、100万円の医療を受けても支払額は30万円になるわけですが、さらに自己負担上限額を超えた分は高額療養費として支給されます。自己負担上限額は所得額などによって変わりますが、一般的な所得の人の場合は1カ月あたり9万円弱です（図表3－3）。

つけ加えると、緩和ケアで使われる麻薬は昔から使われているもので、どちらかといえば安価な薬です。

図表3-3　高額療養費制度の仕組み

〈例〉70歳以上・年収約370万円～770万円の場合（3割負担）
100万円の医療費で、窓口の負担（3割）が30万円かかる場合

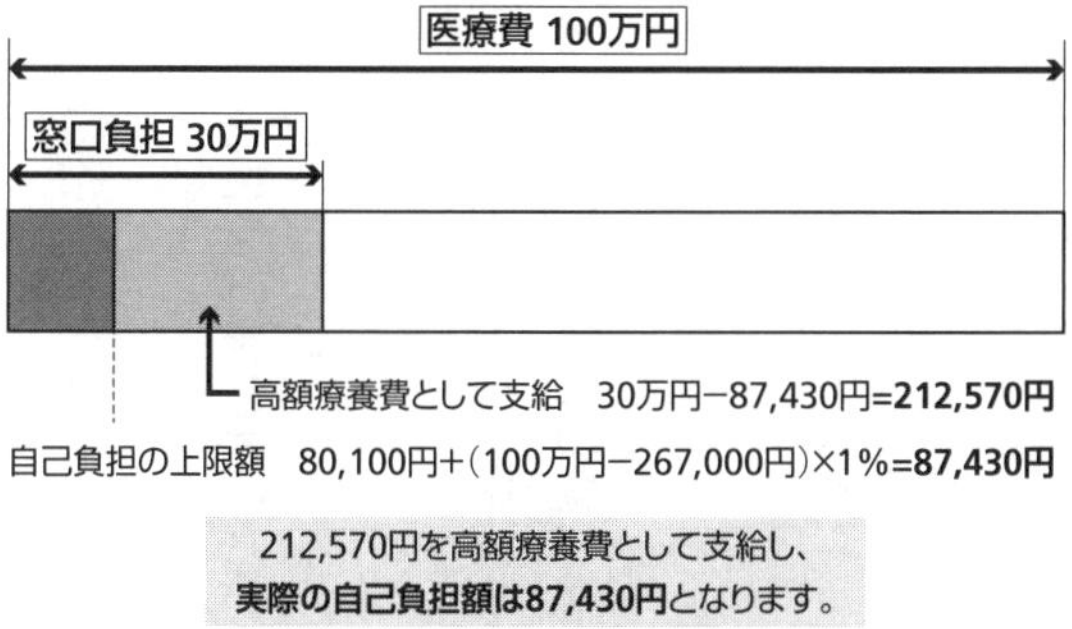

出所：厚生労働省保険局「高額療養費制度を利用される皆さまへ」

高価ながんの新薬を使うような積極的な治療と比べると、医療費の負担は軽くなるはずです。

費用がかかるとすれば、緩和ケアを受けられる病院に入院する際の差額ベッド代があります。

一般に入院する際に希望して個室や定員４人までの少人数の部屋を選んだ場合は、差額ベッド代を負担することになっています。

中央社会保険医療協議会のデータ（２０２１年）によれば、差額ベッド代は１日あたり平均で６５００円ほどです。差額ベッド代がかからない部屋を選ぶことができれば、この負担もありません。

４「緩和ケア」はどこまで広げられるか

国は「緩和ケア」を推進しているが、道半ば

ここまでお読みいただいて、「がんになったら緩和ケアを受けたい」と感じた人は多いのではないかと思います。

ただ残念ながら現状では、国内のどこででも緩和ケアが十分に受けられるという状況にはありません。国もがんの緩和ケアを推進しているのですが、まだ道半ばだといえるでしょう。

そもそも、国は２００６年に「がん対策基本法」を定め、この法律に基づいて「がん対策推進基本計画」を策定し実施してきました。

現在は２０１７年度から２０２２年度までの６年間を対象とする「第３期がん対策推進基本計画」が進められています。この計画では、全体の目標として「１、科学的根拠

に基づくがん予防・がん検診の充実」「２、患者本位のがん医療の実現」「３、尊厳を持って安心して暮らせる社会の構築」の３つを挙げており、３つ目の目標の実現のため「がんと診断された時からの緩和ケアの推進」を目指しています。

２０１８年３月に閣議決定された「がん対策推進基本計画」では、「我が国のがん対策において、『緩和ケアの推進』については第1期基本計画から、『重点的に取り組むべき課題』に掲げられてきました。

この10年間で、すべての拠点病院等において、緩和ケアチームや緩和ケア外来等の専門部門を整備すること、すべてのがん診療に携わる医師に対して、基本的な緩和ケアの知識と技術を習得させるための緩和ケア研修会を開催すること、『がん緩和ケアガイドブック』を改訂することなど、緩和ケアの充実を図ってきた」とする一方、課題として「実際に、患者とその家族に提供された緩和ケアの質については、施設間で格差がある等の指摘がある」「中間評価においても、『身体的苦痛や精神心理的苦痛の緩和が十分に行われていないがん患者が３〜４割ほどいる』との指摘があり、がん診療の中で、患者

図表3-4　緩和ケア病棟届出施設の推移・累計施設数

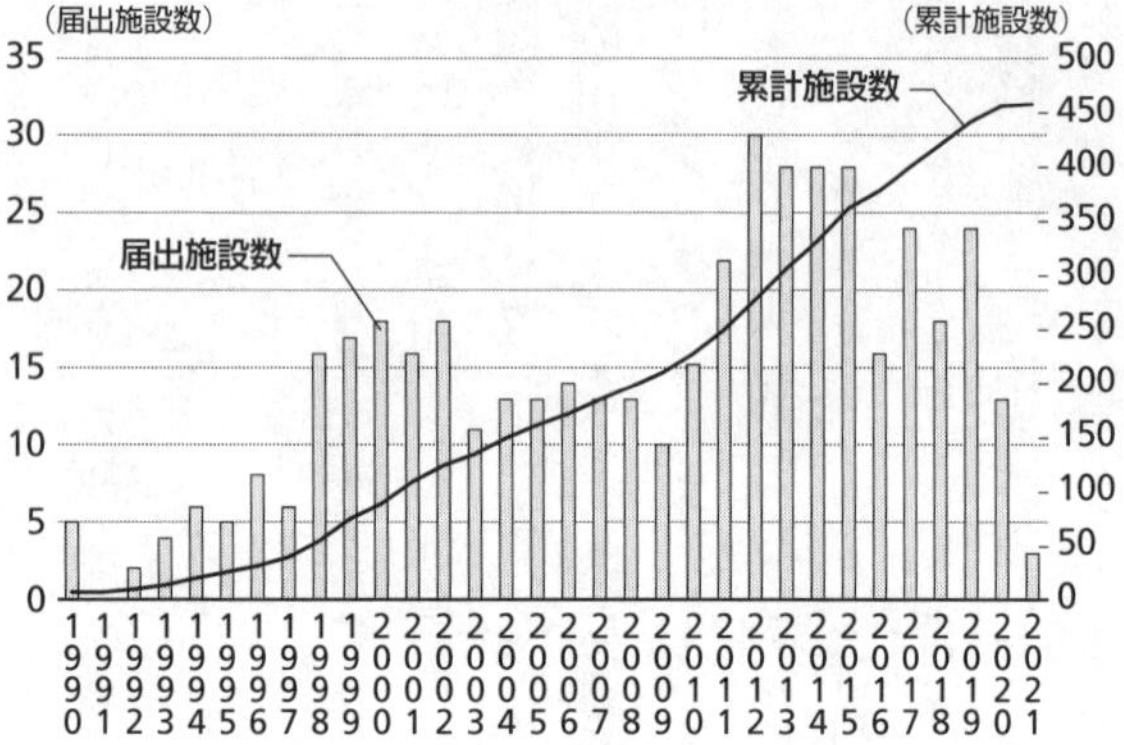

出所：緩和ケア病棟入院料届出受理施設数・病床数の年度推移
（日本ホスピス緩和ケア協会）

とその家族が抱えるさまざまな苦痛に対して、迅速かつ適切なケアが十分に提供されていない状況にある」といった点が挙げられています。

緩和ケアを行う緩和ケア病棟数は拡大を続けています（図表3－4）。2010年には施設数が累計225、病床数が累計4495だったのが、2021年には施設数459、病床数9464と2倍以上に増えているのです。

しかし日本の年間の死亡数はおよそ140万人で、死因の約4分の1はがんが占めていることをふまえれば、この数で足りるとは考えにくいでしょう。

図表3-5　がんによる死亡場所の推移

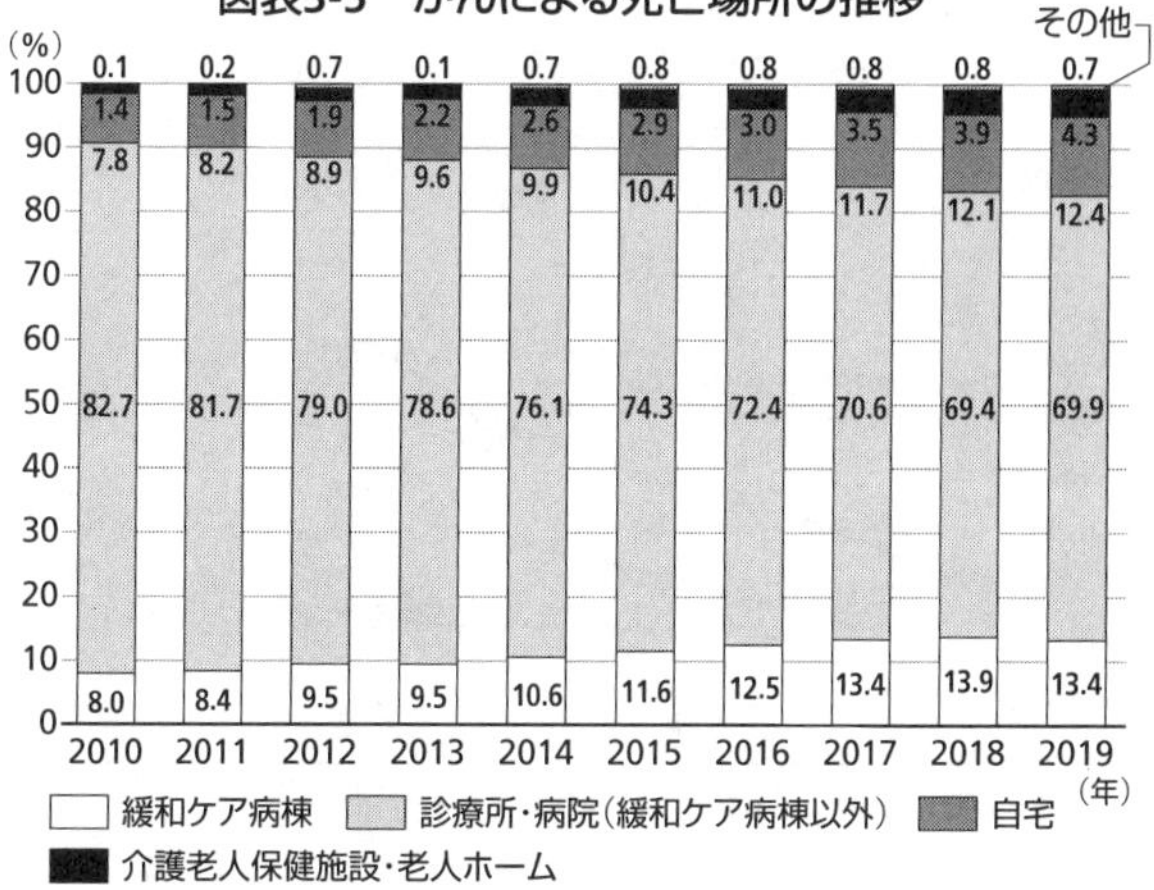

出所：データでみる日本の緩和ケアの現状

図表3－5は、がんで亡くなった人の死亡場所の内訳を示したグラフです。

2019年時点では、およそ7割は緩和ケア病棟以外の診療所や病院で亡くなっており、緩和ケア病棟で最期を迎えた人は13・4％にすぎません。

がんの緩和ケアは、ニーズに対して十分に提供できていない状況にあると考えられます。

がん対策推進基本計画では緩和ケアの質の確保についても課題が示されています。対策として、国は「がん等の診療に携わる医師等に対する緩和ケア研修会の開催指針」を定め、統一的なプログラム

図表3-6　「がん診療に携わる医師に対する緩和ケアの研修会」開催回数と修了証書の交付枚数の推移（累積）

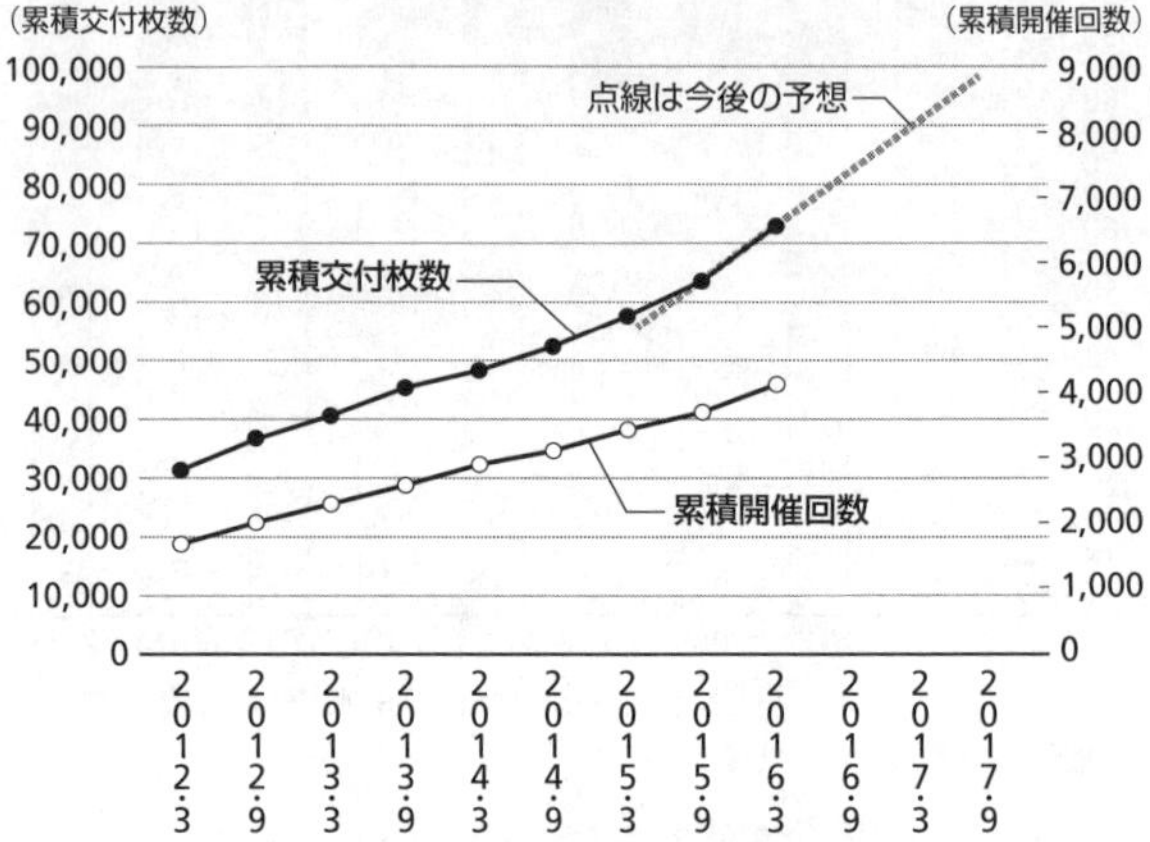

出所：緩和ケア研修の現状と課題について（厚生労働省健康局　がん・疾病対策課）

による研修会を行っています。

開催回数の増加に伴い、修了証書の交付枚数も増えており、エビデンスのある緩和ケアを適切に行える医師等は着実に増えてきているようです（図表3－6）。今後も緩和ケアの質の確保が進むことが期待されます。

在宅で「緩和ケア」は可能か

日本ホスピス・緩和ケア研究振興財団では、「余命が限られた場合、どのような医療を受け、どのような最期を過ごしたいか」について調査を行っています。

図表3-7　余命が限られている場合、自宅で過ごしたいか
（性別、年齢層別）

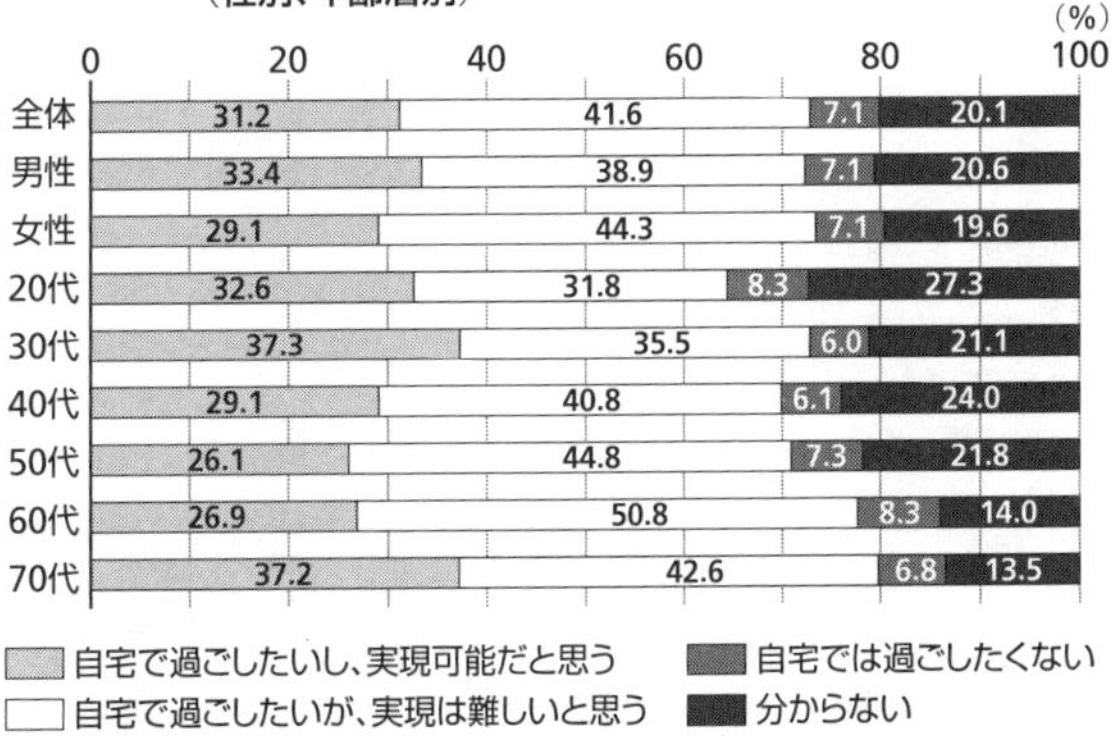

出所：全国の男女1000名に聞いた「余命が限られた場合、どのような医療を受け、どのような最期を過ごしたいか」（日本ホスピス・緩和ケア研究振興財団、2018年）

２０１８年に全国の男女１０００人を対象として行った調査で「もしあなたががんで余命が1～2カ月に限られているようになったとしたら、自宅で最期を過ごしたいと思いますか」と尋ねたところ、「自宅で過ごしたいし、実現可能だと思う」と回答した人は31・2％、「自宅で過ごしたいが、実現は難しいと思う」と回答した人が41・6％となり、全体の7割以上の人が自宅で過ごしたいと回答する結果でした（図表3－7）。

データからは、病院のベッドではなく、自宅で最後の時間を過ごしたいというニーズが大きいことがわかります。

図表3-8　過去20年の死亡場所の推移

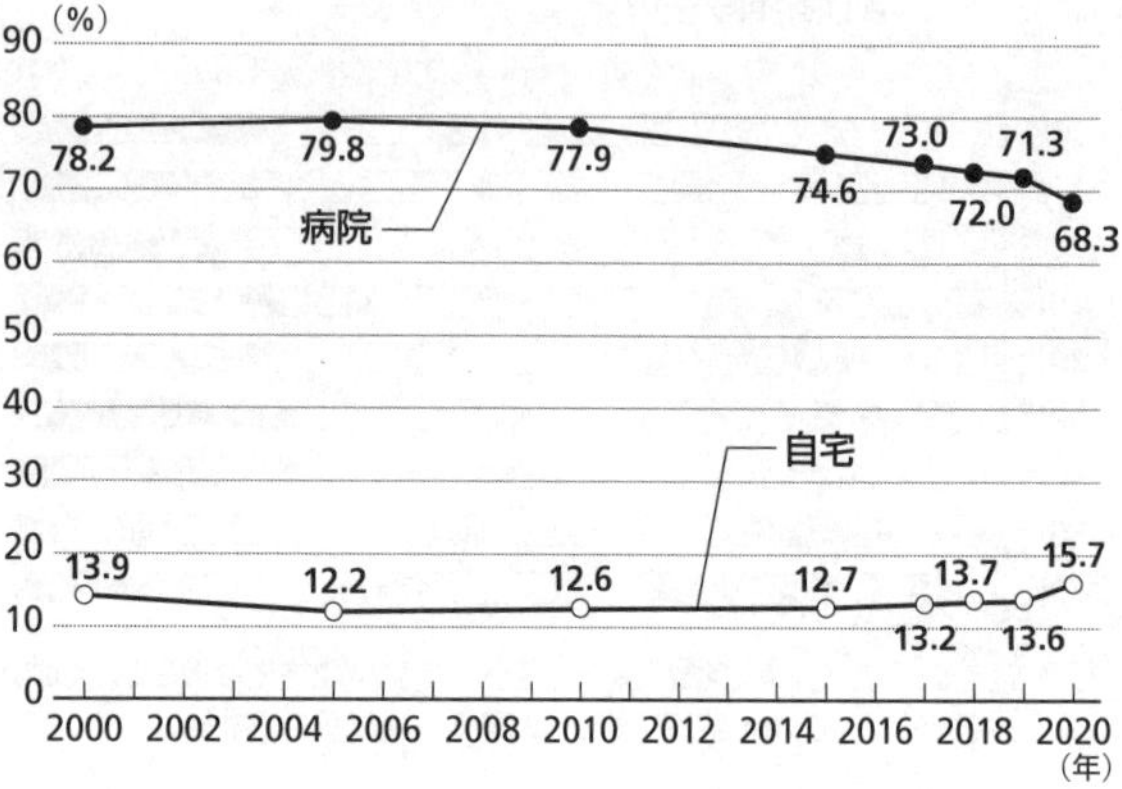

出所：厚生労働省「令和2年人口動態統計」第5-21表より作成

では、実際に自宅で最期を迎える人はどれくらいいるのでしょうか？

厚生労働省「人口動態統計」によれば、自宅で亡くなる人の割合は２０００年代以降、12〜13％ほどで推移し、２０２０年は15・7％。およそ7〜8割の人は、病院で亡くなっています（図表３－８）。

多くの人が自宅で最期を迎えたいと望みながら、実際には病院で亡くなる人が大半というのは、残念な状態です。さらに、日本社会の先行きを考えると、現状には大きな問題も潜んでいるといえます。

これまでの日本は「高齢化社会」といわれてきましたが、現在はすでに高齢者が多い「高齢社会」に入っています。高齢社会になって20年、30年と時間を重ねれば、確実にやってくるのが「多死社会」です。

２０２０年の年間の死亡数は１３７万人で、このうち自宅で亡くなった人は21万６０００人ほどでした。

日本の将来推計人口（平成29年推計）によれば、２０４０年には年間の死亡数が１６８万人となり、対２０２０年比で31万人増加すると見込まれています。

死亡数が大きく増えたとき、現在のように病院がその大半を受け止められるかといえば、それは難しいのではないかと思います。

自宅で最期を迎えたいと望む人が多いことと、多死社会により病院で死を迎えるのが難しくなっていくという事情を考え合わせれば、今後は在宅医療で終末期を迎えるケースが増えていくのが自然な流れになるかもしれません。

「緩和ケア」は、まだまだ発展途上

このような状況を知ると、「在宅医療を希望した場合、受け皿はあるのか」「在宅医療で十分な緩和ケアは受けられるのか」といった点が気になるのではないかと思います。

在宅医療を提供する医療機関の届出数の推移を見ると、「在宅療養支援診療所」は近年はおおむね横ばいですが、「在宅療養支援病院」は増加傾向にあることが見て取れます。また、「在宅患者訪問診療料」の件数の推移からは、ここ10年ほどの間に訪問診療料の件数が2倍以上に増えていることがわかります（図表3－9）。

病院か自宅かという物理的な制約によって受けられる緩和ケアに違いがあるのかといえば、あまりないと思います。

骨転移における鎮痛を目的とした放射線治療などは設備の整った病院でなければ受けられませんが、在宅でも点滴などは行えますし、麻薬などの薬を使った鎮痛や鎮静の内容についていえば、自宅であっても病院と同等の緩和ケアを受けることは可能です。

ただし、物理的な可否と、いま在宅医療を行っている病院が適切な緩和ケアを行えるかどうかは別問題です。

国による「診療報酬改定の結果検証に係る特別調査」（平成28年度）によれば、多くの在宅医療提供施設は在宅緩和ケアの治療経験が乏しかったり、実施していなかったり

図表3-9　在宅医療の提供体制は整えられつつある

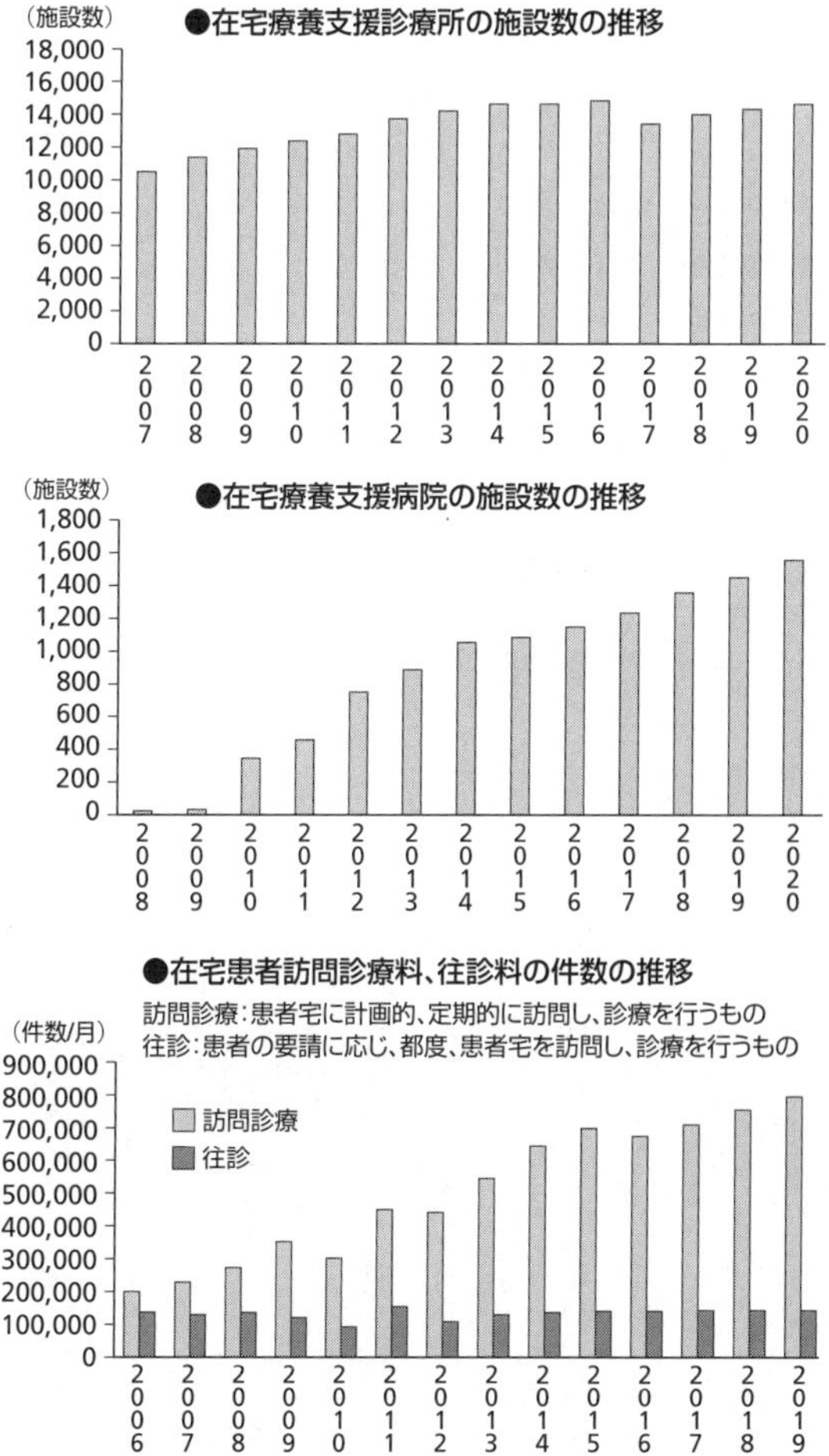

出所：厚生労働省「在宅医療の現状について」
（第2回在宅医療及び医療・介護連携に関するワーキンググループ参考資料）

図表3-10　在宅ケアの治療経験

「対応は困難、または行った経験がない」と回答した割合

	機能強化型在宅療養支援診療所	在宅療養支援診療所	一般の診療所
モルヒネを持続的に皮下注射する	30.3%	52.9%	65.0%
鎮痛薬を持続的に皮下注射する	42.1%	52.0%	63.7%
経口麻薬の投与	6.6%	19.3%	35.0%

（調査対象：全国の在宅医療提供施設から無作為抽出した2,000施設）

※「機能強化型在宅療養支援診療所（機能強化型在支診）」と「在宅療養支援診療所（在支診）」のどちらもできること：24時間態勢の連絡、往診と訪問看護
「機能強化型在支診」で行っていて、「在支診」で行っていないこと：看取り
「機能強化型在支診」の強み：医師の数が多い、一定の実績がある
国としては機能強化型在支診に保険点数の加算を増やすことで在宅緩和ケアを推進し、看取りを増やしたり、在宅医療にスムーズに移行させることに取り組んでいる

出所：診療報酬改定の結果検証に係る特別調査（平成28年度調査）より

する状況にあります（図表3－10）。

現状でも在宅で緩和ケアを提供している医療機関はありますが、今はまだ緩和ケアを行える医師が十分ではない状況だといえます。小さい病院では緩和ケアに力を入れていないところも少なくありません。在宅では、痛みの緩和のための強い治療は積極的に行われていない現実もあります。

今後は在宅で緩和ケアを行える医師の育成が急務となるでしょう。なお、緩和ケアを望む人が、どのようにして緩和ケア病棟のある病院や在宅で緩和ケアを受けられる医療機関を探せばよいかについては、第6章で詳しく触れたいと思います。

がん以外にも広がる「緩和ケア」

緩和ケアというと、日本では「がん患者さんが受けるもの」というイメージが根強いのではないかと思います。しかし世界的に見ると、これは一般的ではなく、緩和ケアの対象となる患者さんは、がんに限定されるものではありません。

たとえばアメリカの場合、２０１４年のＷＨＯの論文では年間２０００万人の緩和ケア患者がいると推定されており、１位は心血管疾患（心不全など）38％、２位ががんで34％となっています[*15]。

アメリカで緩和ケア1位の心血管疾患で多くを占める心不全にはさまざまな症状がありますが、末期になると呼吸困難のほか倦怠感、心臓の痛み、カテーテルの痛み、関節痛や神経障害性疼痛などによってひどい苦痛を感じることがよくあります。

このような患者さんの苦しみがあるにもかかわらず、日本で循環器系の病気の緩和ケアがあまり注目されていないのはなぜでしょうか？

おそらくこれは、がんと比較して考えた場合、見通しが立ちにくい面があるからではないかと思います。

がんの場合、急速に身体の状態が悪くなるのは亡くなる1〜2カ月くらい前からということが多く、また予後の予測が立ちやすいという特徴があります。

一方、心不全などの場合、病状が改善と悪化を繰り返し、再入院を重ねながら徐々に身体の状態が悪くなっていくという経過をたどることが少なくありません。急に病状が悪化したとき、治療によって改善できるのかどうかの判断も難しいといえます。改善に望みを持って積極的な治療を行ううち、急速に悪化して亡くなるということも多いのです。

見通しが立ちにくければ、医師の多くは治療によって改善する可能性を考え、積極的な治療を重点的に行おうとするのではないかと想像します。もちろん実際に治療によって調子がよくなる患者さんもたくさんいますから、麻薬などを使用した緩和ケアに移行するという判断を下すのは、がんに比べて難しいといえるでしょう。

患者さんの立場になって考えると、治したいという気持ちだけでなく、痛みや苦しみをとりたいという気持ちもあることでしょう。麻酔科医の立場からは、治療を進めながら、麻薬などで緩和ケアを同時に行うのも一つの方法ではないかと思います。

しかし、これもそう単純な話ではないかもしれません。循環器系の病気では、治療の効果を測るための一つの基準として「症状の緩和」があるのではないかと思います。循環器の医師の立場としては、麻薬で痛みをとることにより、治療の効果が判定しづらくなることがネックになる可能性もあるかもしれません。

がんについては医師に「痛みをとらなければならない」という意識が働くことが多いと思いますが、循環器の病気では痛みをとることよりも、病気そのものの治療を重点的に考える医師も多くいるように感じます。

苦痛の緩和に対して消極的で、そもそも痛みのコントロールを行ったことがないという医師もいるでしょう。

それでも、今後は循環器の病気でも緩和ケアが広がっていく可能性は高いと思います。

私は麻酔科医として各地の病院に足を運ぶことがありますが、循環器の先生が病院長を務めている病院で「患者さんの苦痛の緩和にも取り組みたい」とご相談を受けたこともあります。

日本の緩和ケアの歴史はまだ浅く、がんの終末期の患者さんに対してホスピスで緩和ケアが行われるようになってから、まだ30年ほどしか経っていません。

日本は緩和ケアについては発展途上であり、今後はがんだけでなく、循環器や肺、脳などの病気においても緩和ケアが少しずつ広がっていくのではないかと期待しています。

コラム がんの自由診療の問題点

本章では主にがんの緩和ケアについてご説明してきましたが、ここでがん治療の問題点について、私自身（妻）の体験をもとにお伝えしたいと思います。

がんの治療法には「手術療法」「薬物療法」「放射線療法」の「三大治療」があります。

ざっくりいうと、手術療法はがんを切除する治療、薬物療法は抗がん剤でがん細胞を死滅させる治療、放射線療法は身体に放射線をあててがん細胞を死滅させる治療です。公的医療保険を使って保険診療で受けられるこれらの治療法は、すべて科学的に根拠があり、それぞれの症状に対して現時点で最適だと考えられているものです。

逆にいえば、治療の効果が科学的に証明されているからこそ、国が保険診療として認めているわけです。

これに対して、いわゆる「自由診療（保険外診療）」があります。自由診療は、少なくとも日本ではその効果に科学的根拠が認められていないものですが、「がんの治療に高い効果がある」「手の施しようがないと言われたがんでも治った人がいる」などとうたって行われているものが数多くあります。

その中には、たとえば海外では承認されているが日本では未承認の抗がん剤など、将来的に日本でも審査を受け、承認されて保険診療で使われる可能性が残っているものもあるでしょう。しかし、自由診療の大半は効果が疑わしいといえます。もし高い効果があるなら、保険診療として認められているはずだからです。

自由診療は公的医療保険が使えないので、全額自己負担です。

また、保険診療は国が医療費を決めていますが、自由診療は診療を行う医療機関が金額を自由に決めることができます。このため、患者さんの費用負担が非常に大きくなることが少なくありません。

効果が疑わしいにもかかわらず非常に高価なものが多いというのが、がんの自由診療なのです。この事実に直面したとき、もしお金がない患者さんだったら、受けたくても受けることができない治療があることに悲しくなりました。

それでも、藁《わら》にもすがる思いで治療法を探しているがん患者さんは「治る可能性がゼロでないならばやってみたい」「どんな治療でもできる限りのことをやりたい」と思うものです。

私の妻も、そうでした。

医師として、客観的に見れば、その治療に効果があるとは思えませんでした。それでも妻がやりたいと言ったとき、私は家族として、止めることができませんでした。

高額な自由診療でしたが、効果は見られませんでした。最後は緩和ケアを専門にしている先生に在宅で診ていただき、痛みはある程度コントロールできたと思います。

「本人がやりたいと思っているのであれば、たとえ効果がなくてもやらせてあげたほうがいいのではないか」――私はそう思って妻の意思を尊重しましたが、今でも自由診療の問題の難しさを感じています。

第4章
手術時の麻酔は本当に安全なのか

1　麻酔科医は手術でどんな仕事をしているのか

手術室のコントロールを担う麻酔科医

読者のみなさんは、手術で麻酔を受けた経験があるでしょうか？　麻酔については日常生活の中であまり知る機会がありませんから、いざ自分や身の回りの人が受ける場面を迎えると、不安になったり怖くなったりすることがあるかもしれません。

この章では、今後さまざまな場面でみなさんが安心して治療に臨めるよう、麻酔についてご説明したいと思います。

本書の冒頭で少しご説明しましたように、麻酔科医というのは国家資格です。保険診療で手術を行う際の全身麻酔は、麻酔科医が担っています。

しかし昔は「麻酔科」というものがなく、１９５０年以前は、日本に麻酔科や麻酔科医という言葉さえなかったようです。では、だれが手術時の麻酔を担っていたのかというと、若手の外科医です。

テレビドラマなどで、手術中の外科医が麻酔科医に対して「血圧を上げろ！」などと高圧的な態度をとるシーンが出てきたりしますが、これは麻酔が若手外科医の仕事であった時代の名残なのでしょう。

このような背景から、いまだに麻酔科医に対してきつい口調で指示するような話し方をする外科医もいますが、外科医と麻酔科医の間に上下関係はありません。

麻酔科医は独立性を持って手術中の患者さんの全身管理という仕事を担っており、手術室の中で起きていることを広い視野でコントロールする役割があります。

万が一、非常事態が起きた場合、司令塔となるのは麻酔科医なのです。

２００２年、東京慈恵会医科大学附属青戸病院で前立腺がんの手術で死亡事故が起きてしまったことがあります。この事件では、手術を行った医師らが業務上過失致死容疑で起訴されました。

裁判では、手術の技量が未熟な医師が手術経験を積むため、当時は高度先進医療に指定されていた腹腔鏡による前立腺摘出手術を行い、大量出血を起こしてしまったことなどが認められて有罪判決が確定しました。この判決文では、不起訴処分となった麻酔科医についても一定の責任があったと言及されています。

麻酔科医は手術の管理について責任があり、手術を行う医師に対し、手術を中断させるなどの動きをとるべきであることが明確に示されたケースの一つではないかと思います。

私は、外科医と麻酔科医は互いに強力なチームの一員として手術に臨むのが正しいあり方だと考えています。

麻酔科医と宇宙飛行士の仕事は似ている

麻酔科医の仕事は、一般の方からは「ただ患者さんを眠らせているだけ」のように見えるかもしれません。それは、麻酔科医の重要な役割の一つが「非常事態への対応」だからではないかと思います。その意味で、麻酔科医の仕事は宇宙飛行士に似ているといえるかもしれません。

宇宙飛行士の人たちは、何年もかけてさまざまなトレーニングを積んで宇宙に飛び立ちます。そのトレーニングの多くは、非常事態を想定したものです。これは麻酔科医も同様で、麻酔について学ぶ際は、緊急事態が起きたときにどう対応すべきかを勉強することが一つの柱になっています。

通常、手術で行われる麻酔で問題が起きることはまれです。しかし麻酔の際に使用する薬がアレルギーの原因物質となり、血圧の低下や意識障害を招く「アナフィラキシーショック」が起きたり、麻酔中に人工呼吸を行うために気管に管を入れる「気管挿管」がうまくいかなかったりすることはありえます。

また麻酔そのものに問題がなくても、手術中はさまざまな要因により患者さんの状態が悪くなることが起こりえます。

麻酔科医は手術中の患者さんの血圧や心拍数などの状態をつねに確認し、異常が見られれば、すぐに適切な処置を行います。

麻酔科医は、手術室で危機対応の責任を負うプロフェッショナルなのです。

2 「麻酔がかかっている」とはどんな状態か

眠らせて意識をなくす「全身麻酔」

麻酔科医は麻酔を行うことを「麻酔をかける」といいますが、「麻酔をかけます」といわれて多くの人がイメージするのは「眠って意識がなくなっている間に手術が終わる」というものではないかと思います。

これは、いわゆる「全身麻酔」で、具体的には薬によって「鎮痛（痛みをとる）」「鎮静（眠らせる）」「不動（身体が動かないようにする）」の3つが行われます。

大がかりな手術でない場合などでは、意識がある状態で手術する部分の痛みだけを感じなくする「局所麻酔」も行います。

第5章で詳しくご紹介しますが、たとえば無痛分娩で用いられる硬膜外麻酔では、意識ははっきりさせたまま、お産の痛みだけをやわらげることができます。

ここからは、全身麻酔を受けて意識がなくなっている間、私たちの身体がどのような状態になるのかを見ていきたいと思います。

「鎮静」にはさまざまなレベルがある

自然に眠っているのと麻酔で眠っている状態は、何が違うのでしょうか？

わかりやすいのは、「声をかけたりして起こそうとしたら起きるかどうか」です。普通に眠っているだけの人は起こせば起きますが、麻酔で眠っているときは起こしても起きません。これは、麻酔をかけることで「鎮静のレベル」が深くなるからです。

鎮静のレベルは覚醒時が１００、脳死状態が0とされます。普通に眠っているときの鎮静レベルは90程度、胃カメラなどのときに薬で鎮静するときは70〜90、全身麻酔のときは40〜60くらいの深さになります。こういった鎮静のレベルを示す数値は、ＢＩＳモニターという脳波を数値化する機械でチェックできます。

自然に眠っている状態と全身麻酔で眠っている状態では、睡眠の中身も異なります。

普通に眠ると、ノンレム睡眠（脳が休む深い睡眠）とレム睡眠（脳が働いて記憶の整理などを行う浅めの睡眠）を繰り返します。また、寝返りを打つなど身体の動きがあり、一定の時間がすぎれば目が覚めます。

一方、全身麻酔の場合はノンレム睡眠しか起きず、寝返りを打つことはありません。薬を投与し続けている限り目が覚めることはなく、また場合によっては血圧低下や徐脈（脈が遅くなる不整脈）が起きることがあります。

映画『アウェイク』で描かれた「術中覚醒」とは

２００７年に公開されたサスペンス映画『アウェイク』をご存じでしょうか。

この映画は、麻酔で身体が動かないのに意識が覚醒してしまう「術中覚醒」がモチーフになっており、主人公が手術を受けているときに「意識があって痛みもはっきり感じるのに、身体がまったく動かせず声も出せない」という状況に陥ってしまいます。彼は術中覚醒の状態の中、執刀している医師や看護師の会話から、ある事実を知ることになる……というストーリーです。

これは想像するだけでも恐ろしい状態ですが、実はこのような状態になる可能性はゼロではありません。

先に全身麻酔は「鎮痛」「鎮静」「不動」が三大要素だというご説明をしました。

「不動」というのは「鎮痛」と「鎮静」によってもできるのですが、気管挿管を行う場合や腹腔鏡手術を行う場合などは筋弛緩薬を使って、さらにしっかりと「不動」にする必要があります。

筋弛緩薬が効いていると、起きていても身体を動かすことができなくなります。つまり、筋弛緩薬が入っている状態で鎮痛や鎮静の薬が十分でない場合、「意識があったり痛みを感じたりするのに、身体は動かない」ことが起きうるわけです。

この仕組みからわかるのは、術中覚醒は鎮痛や鎮静が十分でないとき、つまり麻酔を浅くかけたときに起こりやすいということです。

たとえば重症患者の緊急手術の場合は血圧が低下しやすいため、麻酔を浅くかけがちですし、産科で手術を行う場合も胎児に影響がないよう麻酔を浅くすることが多いため、術中覚醒のリスクが上がるといわれています。

もちろん、術中覚醒が起きないよう、全身麻酔を行う際は細心の注意が払われています。ＢＩＳモニターで脳波をチェックしていれば鎮静のレベルが把握できるので、術中覚醒が起こるリスクは下げられます。

　また、うっすらとでも痛みを感じる状態になれば、血圧が上がったり心拍数が上がったりするので、麻酔科医はそこで気づくこともできます。ですから、映画で描かれている「意識がはっきりして痛みもクリアに感じるのに身体が動かない」というような恐ろしい状況が起こることは、まず心配しなくてよいでしょう。

　ただ、実際に「手術中にふと意識が戻ったことを覚えている」というケースを耳にすることはあります。手術の後、患者さんが「先生、手術中の話し声が聞こえていました」「あのとき、実は起きていたんです」などと言うことがあるのです。

　痛みは感じていないとしても、手術中に意識が戻ることは患者さんのストレスになるので、もちろん望ましくありません。しかし麻酔を深くかけるのが難しいケースもあります。そのような場面では、手術前に記憶を飛ばすような作用を持つ薬を使い、手術中に仮に何かあったとしても、覚えていない状態にすることもあります。

3 麻酔科医が不足している理由

「全身麻酔は危ない」という誤解

全身麻酔と聞くと「怖いもの」というイメージを持つ人もいるようです。これは、古い時代に起きた麻酔による死亡事故によって「全身麻酔は危ない」といわれるようになり、それが現代まで伝わってしまっているからではないかと思います。

確かに、昔の全身麻酔は必ずしも安全とはいえませんでした。理由の一つは、手術中に患者さんの状態を正確にチェックする手段があまりなかったことでしょう。

医療の歴史をさかのぼれば、麻酔をかけた患者さんの状態を確認するのに、身体に触れて体温を確認したり、聴診器で心音を聞き続けたりしなければならないような時代もあったわけです。

しかし現在では、テレビドラマや映画の手術シーンを見てもわかるように、手術中の患者さんはたくさんのモニターに囲まれています。そこにはさまざまな生体情報が映し出されており、連続的にリアルタイムで正確な身体の状態を知ることができるのです。

麻酔科医はそれらのデータを活用し、患者さんの全身の状態を見ながら麻酔を管理していますから、少しでも危険な状態になればすぐに対処できるのです。

もちろん、麻酔薬も進化しており、よく効いて手術後の「切れ味」がよい薬も次々に登場しています。

昔の手術は全身麻酔そのものが命がけでした。１９８０年代に入りパルスオキシメーターやカプノグラフィなど呼吸関連のモニターが登場しましたが、それ以前は５０００分の１～２５００分の１の確率で麻酔関連死が起こっていたという海外の報告があります。現時点での死亡率は、すべての患者さん（リスクが低い人も高い人も含めて）を分母とした場合、10万分の1ですから、いかに現在の麻酔管理の進化が目覚ましいかがよくわかります。

仮にみなさんが手術を受けることになって「全身麻酔をします」と言われても、怖がる必要はまったくありません。

麻酔の安全性は高まり続けている

もちろん、麻酔は身体に負担をかける面がありますから、だれにとっても100％安全だというわけではありません。

全身麻酔を行うかどうかを判断する際、通常はリスクを5段階に分けて考えます。

ざっくりご説明しますと、糖尿病や高血圧などの持病がない健康な人は「1」、持病はあるけれどコントロールできている人は「2」、糖尿病や高血圧などの持病があり病気が進行している人は「3」、全身の状態がかなり悪い場合は「4」、近々に亡くなりそうな場合は「5」です。

リスクが3〜5の患者さんの場合、全身麻酔を行うことや手術を行うことのメリットとデメリットを比較して、全身麻酔を避けるべきかを判断することが多いでしょう。

しかし「心臓が悪く、手術をしなければ亡くなってしまう」といった患者さんであれば、全身麻酔にリスクがあることをご説明し、患者さんにも納得してもらったうえで手術に踏み切ることもあります。

また緊急手術が必要な場面、たとえば「お腹を刺されてしまった」といった場合には、リスクが高めの患者さんであっても全身麻酔を行うことがあります。

リスク「１」で、持病がなく安全に全身麻酔を受けることができる患者さんの場合、全身麻酔を原因として予期せず亡くなるケースは１００万分の１程度といわれています。

この「１００万分の１」ではどのような問題が起きうるのかというと、可能性が高いのは気道のトラブルです。

全身麻酔を行う場合、麻酔薬を入れると患者さんは自分で呼吸できない状態になるため、すぐに気管挿管する必要があります。これを行うのも、麻酔科医です。

この気管挿管がスムーズにできないと、呼吸ができなくなり、酸素が不足する結果、患者さんが脳にダメージを負ってしまったり、最悪の場合は亡くなるケースも起こりえます。

たとえば麻酔薬でごくまれに起きる副作用によって、気管が腫れてしまう「喉頭《こうとう》浮腫《ふしゅ》」という状態になることがあります。挿管しようとして患者さんの口を開けたら、のどがパンパンに腫れていて管を入れられないという事態は、私も経験したことがあります。

もちろん、麻酔科医はこういった緊急事態への対応を学んでいます。たとえば患者さんが喉頭浮腫を起こした場合は、気管を切開して首から直接管を入れることで対応可能であり、麻酔科医は気管切開のトレーニングも積んでいます。ですから、通常はこのようなトラブルについて過度に心配する必要はありません。

実際に、麻酔の安全性がどのように高まってきたのかをデータで見てみましょう。

日本麻酔科学会は長年にわたり「麻酔関連偶発症例調査」を実施しています。麻酔科医が管理した症例のデータを集め、そのうちトラブル（偶発症）が起きたものは、その種類や原因なども記録しているのです。

この調査を分析したコラム「術中危機的偶発症と日本麻酔科学会麻酔関連偶発症例調査」（「INTENSIVIST」13巻4号〔2021年10月〕、澤智博）から、近年はトラブルが減少し続けていることがわかります。

図表4−1は、1992〜2018年のデータをグラフ化したものです。麻酔科医が

図表4-1　麻酔科管理症例数と心停止発生数（対1万症例）の推移

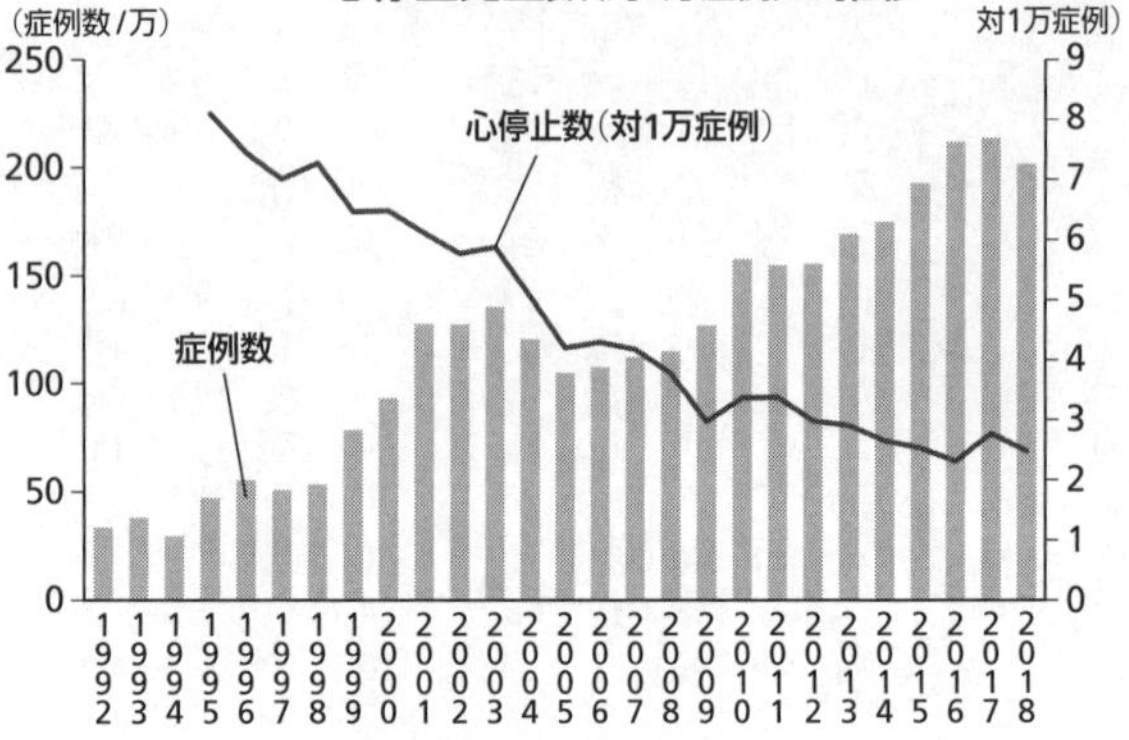

出所：「術中危機的偶発症と日本麻酔科学会麻酔関連偶発症例調査」（INTENSIVIST VOL.13 NO.4 2021-10、澤智博）

管理した症例数は１９９４年にはおよそ30万件でしたが、２０１８年には２００万件ほどまでに増えていることが見て取れるでしょう。

一方、これらの症例のうち、術前・術中・術後に起きた心停止の発生は、１９９５年には１万症例のうち８・１１例でしたが、２０１８年には１万症例のうち２・４８例へと減少しているのです。

念のためにつけ加えると、この心停止数というのは、さまざまな原因によって起きたものを足した数字です。

これらの中には、手術前からの病気が原因のケースや、手術中に発生した問題が原

図表4-2　2017〜2019年における偶発症による手術後30日以内の死亡数（1万人あたり）

死亡原因	死亡数
麻酔が原因	0.02
手術中に発症した病態が原因	0.22
手術前から存在していた病態が原因	0.59
手術中に発生した問題が原因	0.38
その他	0.02
合計	1.23

出所：日本麻酔科学会　麻酔のしおり（2021年）

因のケースが多くあり、麻酔が直接の原因となったものはごくわずかです。

２０１７〜２０１９年の３年間における約６５０万例について見ると、偶発症による手術後30日以内の死亡数（1万人あたり）は１・２３人でしたが、さらにその内訳を見ると、麻酔が原因のものは０・０２人。手術前からの病気が原因のケース（０・５９人）や、手術中に発生した問題が原因のケース（０・３８人）などと比べて非常に低い水準にあります（図表４－２）。

「全身麻酔で寿命が縮む」というデマ

麻酔は、決して怖いものではありません。

それよりも、麻酔がないことのほうがよほど恐ろしいことです。

もし麻酔なしで手術をしなければならないとしたら、手術時の強い痛みによって血圧や心拍数が上昇し、心血管系の病気を引き起こすおそれがあります。そういった病気が起きなかったとしても、ＰＴＳＤ（心的外傷後ストレス障害）になってしまうかもしれません。何より、麻酔なしでは苦痛を伴うので、手術を受けたくないという人が多いのではないでしょうか。

手術を行ううえで、麻酔が果たす役割が重要であることはいうまでもありません。ところが「麻酔がかかる仕組みは解明されておらず、危険だ」といった誤ったネット言説も流布しています。

実際には、脳に存在する神経伝達物質ＧＡＢＡの受容体であるＧＡＢＡＡ受容体に、麻酔薬が作用することにより、脳神経の興奮が抑制されるという仕組みが解明されています。

ただし、ＧＡＢＡ以外のメカニズムや、ＧＡＢＡＡ受容体に作用した後、どのような仕組みによって脳神経の興奮が抑制されるのかという点については、技術の進歩により解明に近づきつつあるという状況で、「完全にはわかっていない面がある」のは確かです。

みなさんに特に理解していただきたいのは、麻酔については安全性がしっかり証明されているということです。「仕組みがわからないものをやみくもに使っている」といった誤ったイメージを持つべきではありません。

ちなみに、ネット上では「全身麻酔をすると寿命が6年縮む」というデマが広まったこともあります。すでにデマの大元となったデータは削除されており、この「寿命が6年縮む」という説の根拠は存在しません。もしみなさんが目にすることがあっても、真に受けないようにしましょう。

麻酔が進化したことで麻酔科医不足に

麻酔のための設備や技術、薬などが進化したことにより、全身麻酔の安全性は格段に高まりました。その結果、かつては手術をするのが難しかったケースでも手術を行うことが増えています。

たとえば、出生時に体重が1キログラムを切るほどの小さな赤ちゃんに先天性心奇形などの病気があった場合、かつては長く生きることができませんでした。安全に麻酔をかけることが難しいことや、手術の煩雑さがあり、手術できなかったからです。

しかし現在では、数百グラムの赤ちゃんの心臓手術も行えるまでになっています。これは手術そのものの技術の進歩に加え、麻酔の安全性が高まり、低体重の赤ちゃんや場合によっては胎児の麻酔も可能になったことが大きいといえます。

高齢者の手術でも、選択肢が格段に増えました。昔は70歳を超えて全身麻酔の手術を受けることは考えづらく、高齢になってがんが見つかっても「このまま様子を見ましょう」ということになるのが一般的でした。

しかし現在では80代、90代でも全身麻酔による手術を行うことが増えており、100歳での全身麻酔の報告も出てきています。

また高齢者が骨折した場合などでも、手術しないとそこから歩けなくなって寝たきりになったり認知症が進んだりということもあるため、近年はできるだけ手術をする方向に変わってきています。これも背景の一つに麻酔の安全性の向上が挙げられるでしょう。

全身麻酔による手術を受けられる人が増えたのはとても素晴らしいことですが、その一方で問題になっているのが麻酔科医不足です。

麻酔のニーズが増えれば麻酔を担う麻酔科医が必要になりますが、厚生労働省の「医師・歯科医師・薬剤師統計」（2020年）によれば、麻酔科を主たる診療科としている医師はおよそ1万人にすぎません。

1998年には約5600人、2010年は約7700人だったので徐々に増加してはいるのですが、先に見たように麻酔科医が管理する症例数が急増していることを考えると、麻酔科医の不足は深刻化しているといえます。

増加するニーズに応えられる麻酔科医の確保は、大きな課題なのです。

麻酔科医の不足には、人数が足りないというだけでなく、非効率的な仕事内容や人員配置など、さまざまな背景があります。日本麻酔科学会は麻酔科医不足に対して、解消に動いています。

さらに2024年4月から施行される医師の働き方改革関連法により、麻酔科医の勤務時間も制限されることになり、手術数を今後どのように維持していくのかということが喫緊の課題になっています[*16]。

安全に麻酔を行うために必要なこと

ここまで麻酔の安全性についてご説明してきましたが、安全に全身麻酔を受けるためには相応の準備が必要です。

一般的には、全身麻酔を受ける場合は術前検査が行われます。手術を執刀する医師が麻酔をして問題がないかどうか検査するようオーダーし、麻酔科医はその検査結果のデータを見て、麻酔の可否などを判断するのです。

全身麻酔のリスクが高そうな患者さんの場合は、術前検査にＣＴやＭＲＩ、超音波検査なども組み込んで入念に確認します。

たとえば、「高齢者が全身麻酔を受けると認知症が進みやすい」といわれることがあります。確かに、そのリスクはゼロではありません。全身麻酔によって血圧が下がったとき、高齢者で動脈硬化が進んでいる人は脳梗塞を起こすリスクが高く、脳梗塞が起きると、それによって認知症が引き起こされる可能性があるからです。しかしこれをもって「高齢者の全身麻酔は危ない」などとひとくくりにはできませんし、脳梗塞を起こすリスクがどれくらいあるかは大きな個人差があります。ですから、たとえば高齢者の場合は頸動脈を超音波で検査して動脈硬化の程度を調べるなどして、一人ひとりのリスクを評価するわけです。

当たり前のことですが、術前検査を受けるときに問診などで持病や服用している薬について尋ねられたら、正直に、正確に答えることが大切です。

まれに「早く手術を受けたいから」といった理由でウソをついたり、面倒くさがって服用している薬を端折《はしょ》って伝えたりする人もいるのですが、医師が患者さんの状態を正確に把握できていなければ、麻酔のトラブルが起きるリスクは高まります。

全身麻酔を受けるには、基礎疾患をある程度コントロールしておくことが必要な場合もあります。血圧が高いのに病院に行くのを面倒くさがって放置していたり、喘息があるのに薬の使用を止めてしまったりというように治療を自己中断していると、いざ手術を受けるときに「全身麻酔を受けるのが難しい」となってしまうおそれもありますから、注意してください。

たとえば喘息のコントロールがよくない人の場合、気管挿管の際に、のどへの刺激で喘息発作を起こして命に関わるトラブルにつながる可能性もあるため、「きちんと喘息をコントロールできてから手術しましょう」ということになるケースもあるのです。

全身麻酔を受ける際、喫煙者の人は禁煙もしなければなりません。[*17]

喫煙者は血中の一酸化炭素が多いため、酸素を吸入してもなかなか取り込まれずに、低酸素血症を起こすリスクが高くなります。

また、タバコを吸うと気管の繊毛細胞が失われてしまうため、痰《たん》が排出しづらくなり、肺に細菌が入りやすくなることがわかっています。もちろん喫煙は血流を悪くするため、傷の治りが遅くなりますし、狭心症や血栓症のリスクも高まります。

喫煙者の人には少々つらいかもしれませんが、タバコを吸うデメリットは大きく、全身麻酔の前の禁煙は非常に重要です。医師の指示を守り、タバコは止めましょう。

余談ですが、全身麻酔をきっかけに禁煙に成功したという患者さんは少なくありません。「今まで禁煙しようと思ってもできなかった」という人が、手術を受けるという明確な目的を持つことで、スムーズに止められることもあるようです。

心配な人は「麻酔科医が担当するか」の確認を

安全に全身麻酔を受けるためには、麻酔科医が管理を行っている医療機関を選ぶこともポイントといえます。

たとえば美容クリニックでは、自由診療で全身麻酔を受けることがあります。麻酔科医が管理を行っているクリニックもありますが、麻酔科医の資格がない医師が麻酔を担当しているケースもあり、何らかのトラブルが起きたときに的確な対応ができない可能性があります。

また、一般の病院でも、麻酔科の資格を持つ外科医が麻酔を担当するケースがあります。

麻酔科医のマンパワー不足に対する日本麻酔科学会の提言によると、大学病院では研修医が、一般病院では外科系医師が全身麻酔の3分の1を担っていると報告されています。

全身麻酔の導入のみをその医師が行い、手術中の患者さんのチェックは看護師に任せるというのは、さほどめずらしいパターンではありません。

麻酔科医が不足している現状の中、特に一部の地方では、こういった体制で手術を行わざるを得ないのも致し方ない面はあります。

しかし安全性を重視するのであれば、全身麻酔で手術を受ける際に「麻酔の管理は麻酔科の医師が担当するんですか」と確認するのも一つの方法でしょう。

コラム　歯科の局所麻酔による幼児の死亡事故はなぜ起きたのか

全身麻酔の経験がないという人はたくさんいると思いますが、局所麻酔は多くの人にとってなじみのあるものでしょう。みなさんも、歯科医院での治療や外科で傷を縫うときなどに局所麻酔を受けたことがあるのではないかと思います。

全身麻酔よりは身近な局所麻酔ですが、死亡事故が起きてメディアで大きく取り上げられたケースもあります。２０１７年には２歳の子どもが歯科医院で虫歯治療のために局所麻酔を受けた後に亡くなり、のちに局所麻酔中毒（後述）による低酸素脳症が原因であったことがわかりました。

局所麻酔による事故はまれなものですが、このように重大なトラブルが起きることはありえます。考えられる可能性としては、局所麻酔に使う薬に対して重いアレルギー反応が起きるアナフィラキシーショックのほか、局所麻酔薬を必要以上に多く投与してしまったり、直接血管に入れてしまったりするような医療ミスによって起こる「局所麻酔中毒」があります。

局所麻酔薬は痛みの信号をブロックするために患部に入れるのですが、それが血管に直接入ると、身体の中のさまざまな神経をブロックしてしまいます。万が一、心臓の神経をブロックすれば心臓が止まってしまうこともありえますし、脳の神経をブロックすれば意識障害が起きてしまうこともあります。これらの状態を「局所麻酔中毒」と呼んでいます。

アナフィラキシーショックも局所麻酔中毒も、ふだん局所麻酔を受けるときに「大丈夫かな」と心配する必要はありません。通常は局所麻酔中毒を予防するための方法をとって行われていますし、アナフィラキシーショックも局所麻酔中毒も、いざ起きたときに適切に判断してすぐ対処できれば深刻な問題にはなりません。

ただ、局所麻酔中毒は起きること自体が非常にめずらしいため、いざ起きたときに「これは局所麻酔中毒だ」と診断するのは麻酔科医でないと難しいことがあります。

歯科医院の事故で子どもが亡くなってしまったケースでは、小さい子どもの身体に誤って過剰な局所麻酔薬を入れてしまうという歯科医師の重大なミスにより局所麻酔中毒が起きており、さらに局所麻酔中毒が起きていることを歯科医師が判断できなかったことが最悪の結果を招いてしまいました。

ところで、歯科医院の局所麻酔では「心臓がドキドキする人がいる」という話を聞いたことがあるかもしれません。あのドキドキが起きるのは、実は局所麻酔中毒が起きないようにするために入っているアドレナリンの血管収縮作用によるものです。

血管を収縮させると、局所麻酔薬が血管から吸収されにくくなるほか、出血を抑える効果もあります。血管が収縮すれば局所麻酔薬が注射した部位に留まりやすくなるので、効果時間も長くなります。ただしその一方で、人によっては動悸がしたり血圧が上昇したりすることもあるのです。

「心臓がドキドキするのは、局所麻酔薬が身体に合わないからではないか」という人がいますが、これはアナフィラキシーショックや局所麻酔中毒とはまったく別のものであり、これを理由に局所麻酔を避ける必要はありません。

ちなみにアナフィラキシーショックの症状は、呼吸が苦しい、皮膚が赤くなる、またはかゆみが出る、血圧が下がる、下痢や吐き気などです。局所麻酔中毒の症状は、口の中で鉄をなめた味がする、耳鳴り、めまい、視力障害、しびれ感などになります。

4　全身麻酔を受けるときに起きること

全身麻酔を受けるときは、どんな状態になるのか

続いて、いざ全身麻酔を受けるときに戸惑うことがないよう、実際にどのようなことが行われ、患者さんがどんな状態になるのかを見ておきましょう。

手術を受けるときについて「裸になるのですか」「身体の毛を剃られるのですか」などと尋ねられることがありますが、これらは必要に応じて行われます。

剃毛《ていもう》は手術の直前に行われることが多いのですが、手術部位に関係のない部分の毛を剃ることはありません。基本的には、最低限の範囲で行われるものだと考えておけばよいでしょう。

また全身麻酔で手術をする際、患者さんが裸の状態になることがあるのは、皮膚や全身の状態を観察したり、衣服が濡れたままになるのを防いだりするためです。また手術時間が長い場合などには、排尿のために管を入れることもあります。しかし、病院や手

術内容によって何をするか、しないかは異なります。

たとえば私が勤務している「鼻のクリニック東京」では、鼻の手術ということもあり、すべての患者さんが服を着たまま手術をしています。

鼻の手術は短時間の日帰り手術ですので、尿の管も入れません。

麻酔薬は、顔にマスクを被せて患者さんに薬を吸わせる吸入麻酔や点滴などの方法で患者さんの身体に入れます。

吸入麻酔は主に鎮静のためのものなので、鎮痛薬は静脈から点滴で入れる必要があるのですが、子どもの場合、点滴の針を刺すのを嫌がるケースもあります。そのようなときは、吸入麻酔で眠った後に点滴をすることもあります。

麻酔を導入した後は、点滴や吸入麻酔を使って手術が終わるまで麻酔が効いた状態を維持し、手術終了と同時に麻酔薬の投与を中止します。

麻酔中に夢は見る？

患者さんからすると、全身麻酔の手術は「気持ちよく眠っている間に終わった」と感じるはずです。麻酔科医がしっかり鎮痛や鎮静を行っていれば、手術中に痛みや苦痛を感じることはありません。

「気持ちよく眠る」といっても、通常の睡眠とは異なり、麻酔によって眠っている間はノンレム睡眠が持続します。夢を見るのはレム睡眠のときなので、手術中に夢を見ることはありません。

ただし、麻酔から覚醒するときはノンレム睡眠からレム睡眠を通るため、その「一時的なレム睡眠」のときに夢を見る可能性があります。理由はわからないのですが、麻酔から覚めるときは、いい夢を見ることが多いといわれています。

麻酔から覚めるときに〝思わず言ってしまう〟ことがある

全身麻酔から目が覚めたとき、患者さんがちょっと寝ぼけた感じで、おかしなことを口にするケースがあります。これは「脱抑制《だつよくせい》」といわれるもので、いつもは「話してはいけない」「やってはいけない」などと思って、抑制がかかっているものが麻酔によって外れ、「思わず言ってしまう」状態になることによって起こります。

私自身、過去に1、2例ほど経験したことがあります。

「言ってはいけないことを言ってしまう」と聞くと心配になる人もいると思いますが、医師には重い守秘義務が課せられています。たとえ、そこで過去の犯罪行為を告白してしまうようなことがあっても、口外されることはありませんから、安心していただければと思います。

なお、私の感覚でいえば、最近は脱抑制が減っていると感じます。これはおそらく「切れ味」のいい麻酔薬が増え、スムーズに覚醒するようになったからではないかと考えています。ですので現在の麻酔方法では変なことを言う可能性はかなり低くなっており、心配することはありません。

5　術後の痛みは、どこまでとれるのか

手術の後、痛いのは当たり前？

全身麻酔では気持ちよく眠っている間に手術が終わりますが、手術を受けたことがあ

る人は「麻酔から覚めて時間が経つに連れ、痛みがつらくなってきた」という経験があるのではないかと思います。「夜は痛みがひどくてなかなか眠れなかった」「手術後に痛いのは仕方ないとはいえ、つらくて『二度と手術なんてしたくない』と思った」といった声を聞くこともあります。

確かに手術後に痛みを感じるのは仕方ない面はあるのですが、こうしたつらい痛みも本来であれば麻酔科医が関与して、もっととることができるのではないかとも思います。しかし多くの病院では、麻酔科医は手術室での麻酔管理であまりに忙しく、「術後の痛みをとる術後鎮痛まで関わるのは難しい」というのが実情でしょう。

このため多くの病院では、術後鎮痛も各科の医師がそのまま担当しています。

通常、麻酔科以外の診療科の医師は麻薬をあまり使いません。麻薬には呼吸を抑制してしまう作用があるため、適切に使う自信がなければ、なかなか処方できないからです。しかし麻薬以外の鎮痛薬には「天井効果」があり、ある程度のところで痛みを抑える効果が打ち止めになってしまうため、痛みを十分にとりきれないこともあるわけです。

麻酔科医が関与できれば、積極的に麻薬を使い、しっかり痛みを抑えることもできるでしょう。しかし現実には、多くの医療機関では術後鎮痛が手薄になっているといえるのではないかと思います。

なぜこのような状態が続いているのかというと、麻酔や術後鎮痛は目的ではなく、あくまでも手段ととらえられているからでしょう。病気やけがを治すという目的を前に、術後鎮痛が二の次になってきたということかもしれません。

患者さんから見ても、病気やけがの治療のために病院を選ぶときに重視するのは「その病気の手術治療で有名な先生がいるから」「自分と同じ病気の手術件数が多いから」といった点で、麻酔科の医師を見て病院選びをする人はほとんどいないでしょう。

術後の痛みをより積極的に抑える方法があるということが広く知られるようになり、そこに力を入れている医療機関を評価する患者さんが増えれば、そのニーズに応じて術後鎮痛に力を入れるところも増えていくかもしれません。

２０２２年度診療報酬改定では、「術後疼痛管理チーム加算」が認められるようになりました。全身麻酔手術後の患者さんに、麻酔科医と看護師、薬剤師の３人以上で構成されたチームが術後疼痛管理を行うと、病院が診療報酬を加算できるようになったのです。

このような流れもあり、術後の痛みをとることに、もっと力を入れていこうという気運はあります。

日本麻酔科学会でも術後疼痛管理システムをつくろうという動きが出始めているのですが、そこで問題になるのは、やはり慢性的な麻酔科医不足です。

手術中の麻酔だけでなく、術後鎮痛などのニーズもカバーしていくためには、麻酔科の医師を増やすことが欠かせません。

日本麻酔科学会でも勧誘に力を入れてはいるのですが、今後、先に触れた緩和ケアや術後鎮痛などの分野にやりがいを感じて麻酔科を選択する人が増えてくれることを願っています。

私自身、これまで麻酔科医として全身麻酔や無痛分娩などを中心に取り組んできましたが、今後は何らかの形で緩和ケアにも積極的に携わっていきたいという思いを持っています。

なお、術後の痛みについて、患者さん側で知っておいたほうがいい対策があります。それは痛みが強く出る前に、飲み薬などの鎮痛薬をもらうことです。病院によっては痛みが出る前に飲み薬のNSAIDsなどを患者さんに与えて痛みが起きづらい状態をつくり、それでも痛ければ、さらに追加する方法をとっているところもあります。

コラム　ペットが麻酔で亡くなるケースが後をたたない理由

「麻酔が進化して安全なものになった」というのは、人間の医療の話です。残念ながらペットの医療においては、麻酔が安全であるとは言いきれない現状があります。

麻酔による死亡件数は犬が1万件あたり26件、猫だと1万件あたり48件というデータもあり、人間の全身麻酔のデータと比べると、いかにリスクが高いかがわかります。

なぜ麻酔によるペットの死亡事故が起きやすいのかというと、麻酔についての専門性を持つ獣医師が少ないことが理由の一つでしょう。

動物病院では犬や猫の避妊手術を数多く手がけるため、若く健康なペットに全身麻酔をかける機会が非常に多いという特徴があります。

しかし、安全に麻酔をかけるために必要な知識についてはあまり深く学ぶ機会がなく、獣医師の中にはそのことに大いに矛盾を感じている人もいます。

また、動物病院では、なかなか新しい麻酔薬を使うことができません。人間が保険診療で全身麻酔を受ける場合は健康保険が使えますが、ペットの治療は自由診療であり、かかる薬代は原則として100%、飼い主さんが負担することになります。

動物病院としては高額な麻酔代を請求するのははばかられるでしょうから、新しく高価な薬は選ばれません。同様の理由で、動物病院は麻酔中のペットの状態を確認するための機器もなかなかそろえられません。

たとえば人間の全身麻酔を行う場合、気管挿管が正しくできているかどうかを確認するためにモニターを使って二酸化炭素を計測します。しかし動物病院では、こういったモニターを保有していない施設もあります。このような状況で麻酔の管理を適切に行うことが難しいのは、いうまでもありません。

こうした背景から、動物病院では古くからある、安くて副作用が強めの薬を使い、数十年にわたり変わらない方法で麻酔を行っているケースが少なくありません。

しかし、近年はこうした状況に疑問を持つ獣医師の間で、獣麻酔について学ぶグループも動き出しており、私も獣麻酔を監修したり、獣医師向けに講演をするなどして積極的に関わっています。

たとえば獣医療では神経ブロック注射があまり発達していないのですが、神経ブロック注射を活用すれば、比較的安価な薬で強力な痛み止めの効果が得られますから、そういった手法を導入することで、コストを抑えながら安全で効果的な獣医療を提供することは可能かもしれません。私自身、動物たちの麻酔の安全性を高められるよう、麻酔科医としての知見を活かせればと思っています。

なお、「痛そうだから」とペットに自分の鎮痛薬を与えるのは厳禁です。たとえばネコにアセトアミノフェンを投与した場合、すぐに肝障害を起こしてしまいます。ペットの鎮痛に関しては、必ず獣医師に相談しましょう。

第5章

「痛くない出産」が日本で広がらない理由

1　出産時に強い痛みが生じる理由と、それをとる仕組み

出産はどれくらい痛い？

私が麻酔科医として力を入れ、経験を積んできた仕事の一つが、無痛分娩です。

出産に強い痛みを伴うことは、だれしもご存じでしょう。しかし日本では、無痛分娩はまだまだ一般的とはいえません。

麻酔によって痛みを抑えて出産することは母体の負担を減らせるという大きなメリットがあり、安全性も十分に担保されているのですが、産科クリニックの外来では「本当に安全なんですか？」と質問されることも少なくありません。

本章では、みなさん自身や身近な方が出産される際、正しい知識を持って無痛分娩を選択肢に入れていただけるよう、無痛分娩について基本的なポイントをお伝えしたいと思います。

最初に知っていただきたいのは、人間の出産はほかの動物に比べて痛みが生じやすく、難産になりやすいということです。

野生動物は基本的に安産で、他者の介入がなくてもスムーズに出産します。しかし近年、畜産動物やペットなどの中には、難産になってきている動物もいます。これは、自然界では難産な動物は淘汰される一方、飼育されている動物は人間が介入することによって難産でも出産が可能で、子孫を残していくことができるからです。

たとえばブルドッグやフレンチブルドッグは、お産のときに産道を通るのが難しいため、多くは帝王切開での出産となります。また、足を長く改良されたサラブレッドも難産であることが知られています。

同様に、人間も出産のときに他者の介助を受けることで子孫を残せるようになり、難産に進化してきたのだと考えられます。

人間とほかの動物の大きな違いは、二足歩行するか否かです。

四足歩行の動物の場合、子宮と子宮口の位置は横関係ですが、二足歩行に進化したことで人間は子宮口を持つことになりました。このような状態では歩行によって重力を受けやすく、早産になりやすくなってしまいます。

早産のリスクを減らすには、子宮口を固く閉じる必要がありました。また、両足に全体重が乗るようになったため人間の骨盤や臀部《でんぶ》の筋肉は発達し、これに伴って産道は狭くなりました。

人間は、二足歩行によって手を使えるようになったことと引き換えに、難産にならざるを得なかったわけです。さらに、脳の著しい進化によって脳の容積が増え、胎児の頭が大きくなったことも難産の要因となりました。

分娩の痛みは「鼻からスイカを出す感じ」などともたとえられます。具体的に痛みを数字で示す「McGill Pain Questionnaire（マギル痛み質問票）」という指標でいうと、指を切断してしまう痛みよりは弱いものの、打撲傷や骨折、歯痛などよりは強いとされます。

もちろん痛みの感じ方には個人差がありますから、痛みをより強く感じる人もいれば、「思ったほど大変ではなかった」という人もいます。

出産時はいつ、どのような痛みを感じるのか

出産で強い痛みを感じるのは、子宮の収縮、産道や会陰の広がり、骨盤のきしみなどが大きな要因です。いつ、どのように痛みが生じるのかを見ていきましょう。

分娩は3段階に分けて考えられます。まず、陣痛が始まって子宮の出口が完全に開くまでが第1期。そこから赤ちゃんが生まれるまでが第2期で、生まれた後から胎盤排出までを第3期と呼びます。

子宮周辺の神経は背骨の中を通る脊髄に集まって脳へとつながっており、痛みの信号を脳に伝えます。

第1期では、子宮の出口が広がるように収縮する痛みと、赤ちゃんの頭が子宮の出口を押し広げる痛みを感じます。子宮の痛みなので、生理痛のように下腹部や腰に痛みを感じます。

また子宮口が全開となる直前には、強い下痢を我慢するような痛みが生じます。どうしてもいきみたくなりますが、ここでいきむと膣に裂傷が起こるおそれがあるため、力

を抜いていきみを逃しながら陣痛を乗り越える必要があります。赤ちゃんが産道を通るため、妊婦さんの骨盤に強い圧力がかかり、腰痛や恥骨痛も激しくなります。第2期は、赤ちゃんの頭が下がってくることで、会陰部への圧迫感や肛門周辺の痛みを強く感じます。

いよいよ赤ちゃんの頭が見えてきたら、陣痛のタイミングで、いきんで赤ちゃんを押し出します。このときの痛みは「腰が砕けるよう」ともいわれますが、このラストスパートは初産の人で1〜2時間、経産婦の人でも1時間ほどかかるのが一般的です。出産の際に会陰切開を行った場合、赤ちゃんが生まれた後の会陰縫合の痛みもあります。局所麻酔を行うのですが、中にはあまり麻酔が効かないこともあり、「針を刺すたびに激痛が走った」という人もいます。

無痛分娩で使われる麻酔の方法

無痛分娩で使用される麻酔はいくつか種類がありますが、ほとんどの病院で用いられているのは「硬膜外鎮痛」です。

硬膜外鎮痛とは局所麻酔の一つで、背骨にある「硬膜」という膜の外側に痛み止めを入れることで痛みを抑える方法です。1900年頃から行われている鎮痛法であり、その長い歴史の中で安全に進化してきました。

全身麻酔とは異なり、硬膜外腔に健康上問題のない、ごくわずかな量の局所麻酔薬を入れるだけで十分な鎮痛効果が得られます。赤ちゃんに薬が少し行きますが、問題になる量は使用しないので、赤ちゃんにとっても安全な出産方法です。

硬膜外鎮痛を行うための処置は数分～10分ほどで終わります。背中から、背骨の骨と骨の間に針を挿入して細い管（硬膜外カテーテル）を入れ、管が入ったら針を抜いて管だけ残し、それをテープで身体に固定して終了です。

分娩が始まったら、妊婦さんの希望に合わせて、この管から局所麻酔薬を入れます。麻酔薬が神経に作用すると信号が遮断され、痛みを感じなくなります。

局所麻酔薬を入れてから効果を感じるまでの時間は、20～30分程度。なお、背中に管が入っているだけなので、仰向けになったり寝返りを打ったりしても問題ありません。

また、麻酔をしてもお腹が収縮する感覚を感じたり、足を動かしたりすることはできます。

このほか、痛みをやわらげるための方法として、静脈や筋肉への注射による鎮痛や、笑気ガスを使った吸入鎮痛、神経ブロックなどが用いられることがあります。

２　欧米では一般的な無痛分娩が日本では少ない理由

フランスは8割、アメリカは7割が無痛分娩

硬膜外鎮痛による無痛分娩は、日本でも徐々に増えつつあります。

日本の無痛分娩率は２００８年には２・６％にすぎませんでしたが、日本産婦人科医会が２０１７年に実施した「分娩に関する調査」によれば、２０１４年に４・６％、２０１５年に５・５％、２０１６年は６・１％と徐々に高まっていることがわかります。

また厚生労働省の２０２０年の調査によれば、無痛分娩が５０５施設（全分娩取扱施

図表5　日本の無痛分娩率は圧倒的に少ない

硬膜外麻酔による無痛分娩率（%）

フィンランド	89.0	韓国	40.0
フランス	82.2	ドイツ	20〜30
アメリカ	73.1	イギリス	20.8
ベルギー	68.0	ギリシャ	20.0
スウェーデン	66.1	イタリア	20.0
イスラエル	60.0	中国	10.0
カナダ	57.8	日本	8.6
シンガポール	50.0		

出所：『産婦人科の実際』の「無痛分娩普及度の国際比較」掲載データと
2020年度厚生労働省の調査をもとに作成

設の26％）で実施され、無痛分娩率は全分娩の8・6％にまで高まっています。

しかしこれは国際的に見れば、まだ低い水準です。各国の無痛分娩率（図表5）を見ると、フィンランドは89・0％、フランスは82・2％、アメリカは73・1％が無痛分娩で、一般的な方法として広く普及していることがわかります。

アジア地域の国について見ても、シンガポールが50・0％、韓国が40・0％、中国が10・0％となっており、日本の無痛分娩率の低さが目立ちます。

欧米で無痛分娩が広く行われているのは、もともと無痛分娩がイギリスを中心に広まったという背景があるからかもしれません。

旧約聖書の『創世記』には、アダムとイブが「食べてはいけない」と禁じられていたリンゴを食べ、怒った神様がアダムに労働の苦しみを、イブに分娩の苦しみを与えて追放するというストーリーがあります。このためキリスト教では、分娩の痛みは「とってはいけないもの」と考えられていました。痛みを感じることが、贖罪《しょくざい》になるという考えがあったからです。

もちろん分娩の痛みは非常に強いため、それをとりたいというニーズは根強くありましたが、麻酔で痛みをとれるようになっても、なかなか世間には広がりませんでした。それが普及し始めたのは、１８５３年、ヴィクトリア女王がクロロホルム麻酔を使って無痛分娩で出産したのがきっかけです。以後、イギリスでは無痛分娩が「女王さまからのプレゼント」として広がっていくことになりました。

無痛分娩が広がらないのはなぜか

日本では、なぜ無痛分娩がなかなか広がらないのでしょうか。

理由の一つは、無痛分娩に「危険」というイメージを持つ人がいるからかもしれません。

　無痛分娩については身近で経験した人も少なく、情報が入ってきにくい状況にある一方で、無痛分娩時に起きた医療事故について大きく報道されているのを目にすれば、誤ったイメージが先行するのも無理はないのかもしれません。

　しかし無痛分娩の安全性については、国も提言を行っています。厚生労働省が設置した研究班から、２０１８年３月に「無痛分娩とそれ以外の分娩のリスクに大きな違いはない」と発表されています。

　実際にデータを見てみると、２０１０〜２０１６年に国内で起きた妊産婦の死亡例２７１件のうち、無痛分娩が行われていたのは14件でしたが、この14件のうち13件は「無痛分娩でなかったとしても起こりうるもの」でした。

　無痛分娩が直接的な原因だったケースは1件のみとなっており、「普通分娩に比べて無痛分娩は危ないのではないか」と心配する合理的な理由はないことがわかります。

このほか「出産の痛みに耐えてこそ母性が生まれて赤ちゃんを愛することができる」という都市伝説も、無痛分娩をためらわせている可能性があります。しかし「痛みに耐えると母性が生まれる」という説には、科学的根拠がないことがわかっています。

無痛分娩と普通分娩では、痛みに関わるホルモンの分泌に差があるのは確かです。分娩の強い痛みを感じると、脳はその痛みを緩和するためにエンドルフィンやオキシトシンを分泌します。出産後、高揚感や幸福感をおぼえるのは、このエンドルフィンやオキシトシンの作用と考えられています。

このうちオキシトシンは「幸せホルモン」「愛情ホルモン」などとも呼ばれ、他者への信頼感に関与するともいわれています。「陣痛を味わうと、育児に対する気持ちが高まる」などといわれるようになったのは、オキシトシンの作用に着目した人がいたからでしょう。

しかし出産時のオキシトシンは分娩と鎮痛のために分泌されるだけで、出産後すぐに減少しますから、これをもって「痛みに耐えると母性が生まれる」と考えるのは無理があります。

実はオキシトシンは、人と人の肌のふれあいによって分泌が促されることがわかっています。無痛分娩か普通分娩か帝王切開かにかかわらず、出産後に赤ちゃんを抱っこすれば、オキシトシンは同じように分泌されるのです。

また、日本には「我慢は美徳」と考える傾向もあるように思います。出産の痛みも、そのような文化の中で「我慢するのが当たり前」と考えられがちなのかもしれません。

しかし、病気やけがで手術をするときや歯科医院で治療を受けるとき、麻酔なしで痛みに耐えてもよいという人はいないでしょう。

麻酔が発達するまでは手術などのときも痛みに耐えていたはずですが、我慢しなくてよくなった今では「我慢しないのが当たり前」になっているのです。分娩の痛みもせっかく麻酔でとれるようになっているにもかかわらず、出産のときだけ「我慢するのが当たり前」のままになっているのは残念に感じます。

何より、お母さんが痛みを感じず、リラックスして力が抜けているほうが、お産はスムーズなのです。「お腹を痛めて産む」ということにこだわる理由はありません。

もう一つ、出産というリスクを伴う場面において、事故が起きてしまった場合の原因究明についても考えておく必要があります。

たとえば自然分娩か無痛分娩かを迷ったすえに、無痛分娩を選択したとします。結果として心肺蘇生が必要になるような重大な事故が起きたときは、「無痛分娩を選んだのが悪かったのではないか」というように考えられがちです。

しかし、これは「東京から大阪に行くのに飛行機にするか新幹線にするか」を迷って飛行機を選び、移動の途中で財布をなくしてしまったときに「飛行機を選んだのが悪かったのではないか」と考えるようなものといえるでしょう。この場合、「飛行機に乗ったこと」ではなく「財布をきちんとなくさないようにしまっておかなかったこと」に原因を求めるべきです。

同様に、「無痛分娩を選んだこと」のせいにするのではなく、事故が起きた本質的な原因を正しく究明することが重要なのだと思います。

第6章　痛みに困ったとき、どうやって病院を探すか

1　病院選びの難しさ

「大学病院の先生は優秀」は本当か

本書では痛みをとる方法について取り上げてきましたが、実際に病気やけがで痛みがあるとき、病院に行ったからといって必ずしもスムーズによい処置が受けられるとは限りません。先に少し触れたように、神経ブロック注射一つとっても、残念ながら的確に打つことができない医師もいます。

私の知人は、慢性的な肘の痛みが生じる「テニス肘」になってしまい、病院で神経ブロック注射をしてほしいと相談したところ、医師から「神経ブロック注射は人生で3回しかできません。その1回をここで打ってしまっていいのですか？」と言われたそうです。それでも打ってほしいと重ねて伝えると、「それでは打ちますが、すぐには効かないこともあります」と説明されたというのです。

もちろん、神経ブロック注射の回数に制限などありませんし、適切に行えば、効果はすぐに現れます。

もしかするとこの医師は、神経ブロック注射の経験が少ないなどの事情で自信がなかったのかもしれません。病院や医師とのめぐり合わせがよくなければ、ときにはこうした不適切な対応を受けてしまうこともあるのが実情です。

「きちんとした病院を選びたい」と考えるとき、多くの人が思い浮かべるのは大学病院かもしれません。一般には「大学病院の先生なら優秀で、腕も確かだろう」と思うのかもしれませんが、これも残念ながら必ずしも正しいとはいえません。

もちろん優秀な医師もたくさんいるのですが、中には「ほかの病院では雇ってもらえない」という消極的な理由で大学病院に残るケースもあります。大学病院であるという一点だけで「いい先生だろう」と盲信すべきではありません。

また、ウェブサイトや情報誌などに「おすすめ病院ベスト○」「ベストドクター」といった情報が載っていることがありますが、これも信頼するに足る情報なのかどうかはよくチェックする必要があります。メディアの情報の中には、病院側がお金を払うことで掲載してもらえるものも少なくないからです。

手術件数のランキングなど客観的な根拠がない場合、その情報の信頼性は高くないと考えたほうがいいでしょう。

「緩和ケア」はどこでも受けられるわけではない

第3章でも触れましたが、緩和ケアはどの病院でも受けられるわけではありません。

現在、日本で緩和ケアが行われるのは主にがんの終末期においてですが、終末期のがん患者さんを診ている医師の中にも、痛みのとり方には詳しくないという人はいます。

たとえば「消化器外科の医師としてがん治療の高い専門性を持っている」という医師であっても、緩和ケアについては積極的に行っていないというケースもあるのです。

WHOのガイドラインでは、痛みの緩和のために積極的に麻薬を使用するよう示されていますが、麻薬について知識が十分でなければ、医師であっても「怖くて使いたくない」という人はいるでしょう。

先日、関東地方のある病院を仕事で訪ねたときのことです。その病院にはがんで入院しているのですが、診察しているのは内科の医師で、「痛みのコントロールの仕方を教えてほしい」とのこと。そこで私が痛みのとり方についての勉強会を行うことになりました。

こういった話は、まったくめずらしいことではありません。日本は病院の集約化が進んでいないため、がん患者さんも入院する30〜40床ほどの規模の病院に、医師が1人か2人しかいないというのは地方ではよく見られる状況です。

その1人か2人の先生が内科や外科の医師で、痛みについて専門的に診たことがない場合、緩和ケアを積極的に行うのは難しいはずです。

2020年に厚生労働省が行った「医療施設調査」によれば、全国の一般病院で緩和ケアチームを持つのは15・6％、緩和ケア病棟を持つ病院は6・7％と、決して多くはありません。

まず、「すべての病院で緩和ケアが受けられるというわけではない」ということを知っておきましょう。みなさんや周囲の人が緩和ケアを望んだときは、対応している病院を探す必要があるのです。

2　病院選びのポイント

医師が病院を選ぶとき、どこを見るか

ここからは、読者のみなさんがご自身の悩みやつらさの解消につながる病院や医師と出会えるよう、病院を選ぶ際のポイントを一緒に考えていきたいと思います。

私が病院を選ぶとすると、まず病院に行く前にインターネットで情報を調べます。病院のホームページを見て、そこに医師の名前がない場合、避ける理由の一つになります。どのような医師が診療しているのかが書かれていないと、判断に困るからです。

また、病院のホームページに医師が書いたコラムが載っていたり、グーグルの口コミに対してその病院が公式にコメントを返していたりする場合は、その文章をチェックします。コラムの内容に偏りがあったり、口コミに返しているコメントが攻撃的であったりする場合は、避けたほうがよいと考えます。

なお、インターネットで情報を検索するときにはいくつか注意点があります。

まず、診療科の名前や「評判がいい」「おすすめ」などのキーワードでグーグル検索したとして、検索上位に並ぶことは、いい病院かどうかの判断基準にはなりません。検索上位になるのは、ホームページの運営会社などにお金を払って「ＳＥＯ対策」をしている病院であることも少なくありません。検索上位になる病院は「経営のことを考えてホームページ対策に力を入れている病院」だとはいえますが、病院のよしあしとはあまり関係ないと考えたほうがいいでしょう。

もう一つ注意したいのは、グーグルなどに投稿されている口コミや評価の点数についてです。

たとえば医師が最善を尽くして現在の医療で最良と思われる治療を行ったとしても、患者さんが望むように病状が改善しないケースもあります。そのようなとき、不満を抱いて仕返しのように悪い評価を書き込む患者さんもいます。

わざわざ時間と手間をかけて口コミを書き込む人は、満足した人よりも不満を抱いた人のほうが多い傾向もあるでしょう。
また患者数が多ければ、それだけ悪い口コミを書かれる機会も多くなります。ですから、悪い評価が多く集まっているからといって、ダメな病院とは判断できないと思います。口コミを参考にすることが役立つ場合もありますが、口コミだけで判断するのは避けたほうがいいでしょう。

ちなみに病院のホームページやCMなどは、規制が非常に厳しく、たとえば手術前後の患者さんの状態を比較して紹介したりすることは禁じられています。病院のテレビCMが、イメージをポジティブにするような抽象的なもの、言いたいことがよくわからないものになりがちなのは、紹介できる情報に制約があるためなのです。ホームページをチェックする際は、そのことも頭に入れておくとよいでしょう。

実際に病院に行ってみたら、医師の態度や説明内容などに注意を向けてみましょう。
まず、施設の中や医師の様子を見て、清潔感がない病院も避けたほうがよいと思います。

医師の態度も大切です。患者さんが安心して診察を受けられるよう、医師には丁寧な接遇も求められます。もし威圧的だと感じる場合は、病院を変えることを検討してもいいでしょう。

もちろん、ぶっきらぼうなだけということもありますし、威圧するつもりがなくても少々横柄な態度をとりがちな医師もいます。病院が少ない地方の場合、ほかの病院に行くという選択肢がないケースもありますから、「ちょっと態度がよくない」という程度であれば過剰に問題視しなくてもよいかもしれません。

医師に質問をしても、答えてもらえない場合は問題です。医師には説明義務がありますから、知りたいことを尋ねても教えてもらえないとすれば、説明義務違反となります。

また、検査や治療のインフォームドコンセント（説明に基づく同意）がされていなかったり、同意書がなかったりするのも説明義務違反です。

インフォームドコンセントは患者さんの同意があって初めて成り立つものですから、説明しただけで同意を得ていなければ、インフォームドコンセントにはなりません。

このほか、検査や問診をせず簡単に薬を処方する病院も避けたほうがいいと考えます。そもそも、診察もせずに薬を出すのは違法です。

ただし念のためつけ加えると、2022年4月から認められている「リフィル処方」はこの限りではありません。リフィル処方は「症状が安定している患者について、医師の処方により医師及び薬剤師の適切な連携の下、一定期間内に処方箋を反復利用できる」というもので、慢性的な病気で定期的に薬を出してもらうためだけに通院しているケースなどでは、患者さんの負担が軽減されるでしょう。

「緩和ケアを受ける病院」を選ぶ際に知っておくべきこと

緩和ケアを受けたいときの病院の探し方を見ていく前に、改めて確認しておきたいことがあります。それは、緩和ケアというのは本来、がんの終末期の患者さんのみを対象としているものではないということです。

国立研究開発法人国立がん研究センターが運営するウェブサイト「がん情報サービス」では、「緩和ケアは、がんと診断されたときから始まります」「がんと診断されると

図表6　がんと診断されたときから、緩和ケアは始まる

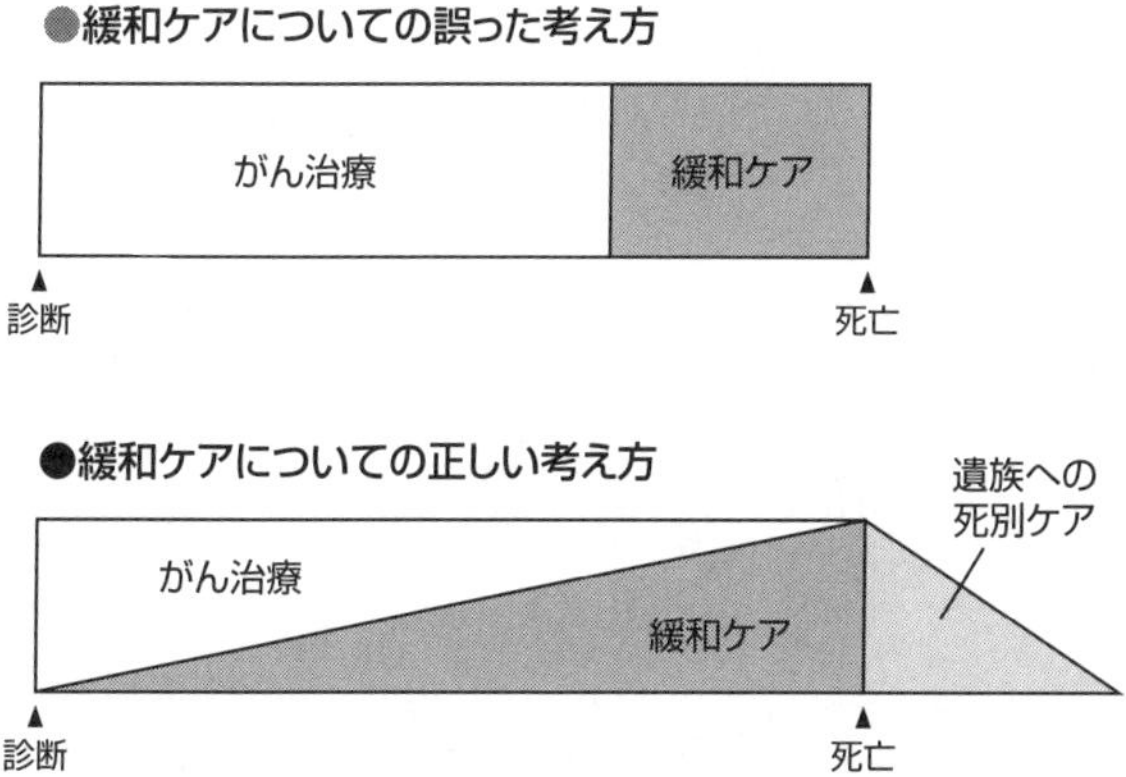

落ち込むこともあります。また、診断を受けたときには、すでに痛みや息苦しさなどの症状がある場合もあります。緩和ケアは、そのような落ち込みや症状に対して、がんと診断されたときから始まります。緩和ケアは、がんが進行してから始めるものではありません。がんの治療とともに、つらさを感じるときにはいつでも受けることができます」と紹介しています。

実際には、緩和ケアについてはまだ十分に知られていないこともあり、治療の初期から緩和ケアを始める人は少ないようです。

しかし20〜50%の患者さんに、診断時にすでに痛みがあるというデータもあります。[*18]

終末期でないがん患者さんも、痛みを感じている場合、積極的ながん治療と並行して、緩和ケアについても医師に相談したほうがよいのではないかと思います（図表6）。

一般にイメージされる「終末期の緩和ケア」は、本来であれば「終末期医療」や「ターミナルケア」と呼ばれます。緩和ケアという広い概念の中に、終末期医療やターミナルケアが含まれるイメージです。

現在のところ、「緩和ケア病棟」や「ホスピス」と呼ばれる場所では、主に終末期医療が行われています。ちなみにホスピスというのは本来は場所を表す言葉ではなく「漸進的に患者をケアをする」という考え方のことを指すのですが、実際にはターミナルケアを行う医療機関のことだと考えて差し支えないでしょう。

これを前提として、本書では「緩和ケアを受けたいときの病院の探し方」については緩和ケア病棟とホスピスを区別せず、「がんと診断されたときに緩和ケアを受けられる医療機関」という観点で考えています。

「緩和ケア」を行う病院の探し方

多くのがん患者さんは、完治を目指して病院で治療を受けてきているでしょう。その病院は、どのように選んだのでしょうか？

診断を受けた近隣の病院でそのまま治療を受けるケースや、自分が罹患している部位のがん治療に力を入れている病院について調べたり、手術件数が多いところを探したりといったケースもあるでしょう。

いずれにしても、治療を始めるときは「治してもらえるかどうか」で病院を選ぶ人が多いのではないかと思います。

問題は、現代の医学で積極的な治療のために打てる手がなくなったときに、どうするかです。

ずっとお世話になっていた先生に最期まで診てもらうというのも、一つの考え方でしょう。信頼関係ができている主治医がいれば、なかなかほかの病院に行きたいとは思わないかもしれません。

ただしその場合、ずっとお世話になっていた先生は緩和ケアについて専門性がない可能性もあります。先にご説明しましたように、がん治療について高い専門性がある医師であっても、緩和ケアについては詳しくないというケースがめずらしくないからです。

もしも痛みや苦しみが強くて困ることがあった場合は、「主治医の先生がしてくれている現在の処置が最善なのだろう」「痛いのは仕方がないことだから」などと思い込んで我慢してしまわないようにしましょう。

我慢できないつらさや眠れないほどの痛みがある場合、鎮痛がしっかりできていないケースが多いと考えられます。


がんの痛みで困っているなら、まずは自分から主治医に「緩和ケアを受けたい」と相談してみる必要があります。同じ病院で緩和ケア病棟があったり緩和ケアチームがあったりする場合は、鎮痛のための治療を行ってもらえるはずです。

緩和ケアに対応していない病院の場合は、主治医から転院先を紹介してもらえるケースもあります。


主治医に相談しても納得のいく説明がもらえず、痛みが強い状態が続くときは、転院が選択肢になります。転院すべきかどうか悩む場合は、セカンドオピニオンを受けるのがおすすめです。

セカンドオピニオンとは、患者さんが納得のいく治療法を選択できるよう、現在の主治医とは別の病院の医師に「第2の意見」をもらうことです。

セカンドオピニオンを受けることはがんに限ったことではなく、あらゆる疾患において有効です。

主治医に「セカンドオピニオンを受けたい」と伝え、現在の治療内容について資料をもらいましょう。主治医がこれを断ることはまずありません。この場合、本人の代わりに家族の方が取りに行くことも多いようです。

その資料を持って緩和ケアを行っている病院に行き、「痛みがつらいのですが、現在の治療以外にできることはありますか」と相談すれば、「いま以上にできることはありません」と言われるか、あるいは「たとえば、こういう鎮痛方法がありますよ」と説明されるか、何らかの判断材料が得られるでしょう。

今の病院の治療に不満があったり、主治医からの紹介が受けられない場合、緩和ケアを受ける病院を自分で探すことになります。規模の大きな病院であればソーシャルワーカーがいて相談に乗ってくれることもありますが、そうではない場合、インターネットで検索するのが便利でしょう。

たとえば日本ホスピス緩和ケア協会のウェブサイトには、「ホスピス緩和ケアを受けられる場所のご案内」というページがあります。厚生労働省の施設基準を満たした専門病棟として、届け出を受理された全国の施設が「ホスピス緩和ケア病棟」の一覧表で見られます。

また、一般病棟に入院する緩和ケアが必要な人に専門的なケアを提供する「緩和ケアチーム」を持つ施設の一覧表も掲載されています。

２０２１年11月25日時点のデータとして、ホスピス緩和ケア病棟を持つ病院が全国で４５７、緩和ケアチームを持つ病院が全国で５０９、掲載されてもいます。

自治体が緩和ケア病棟施設の情報を発信している場合もあります。たとえば東京都では「東京都がんポータルサイト」の中に「東京都内における緩和ケア病棟を有する医療機関一覧」を掲載しています。

緩和ケアは、自宅で受けるという選択肢もあります。もし「できるだけ自宅で過ごしたい」という希望がある場合は、主治医に自宅で緩和ケアを受けることについて相談してみましょう。

今の病院で対応が難しいという場合、在宅での緩和ケアを提供する診療所などを探すことになります。これも、日本ホスピス緩和ケア協会のウェブサイトにある「緩和ケアを提供する診療所・訪問看護ステーション等」の情報が参考になるでしょう。ただ、２０２２年3月1日時点で掲載されているのは全国75団体で、対応しているところは多くはない状況です。

電話で相談したい場合は、地域の「がん相談支援センター」へ連絡するといいでしょう。インターネットでがん相談支援センターの連絡先を調べるのが難しい人は、治療を受けている病院に最寄りのがん相談支援センターの所在地と電話番号を尋ねると教えてくれると思います。

かかりつけ医がいる場合は、その医師に聞くと、紹介してくれることもあります。

大学病院や総合病院など大きな病院に通っている場合は、医療連携室を通して、通院や転院の相談をすることができます。

「緩和ケアを受ける病院選び」では何をチェックすべきか

緩和ケア病棟やホスピスは、入院を希望してもすぐには入れないことも少なくありません。

こだわって選んでも、希望通りの病院に入院できるとは限らないのですが、できればチェックしておきたいポイントをご紹介します。

まず、ウェブサイトでの情報提供が丁寧かどうかです。現時点で何人くらい入院を待っている患者さんがいるのか、緩和ケアにかかる費用がどれくらいなのか、施設内にどのような設備があるのかといったことが掲載されていると、病院選びの大切な情報源になります。

また、所属している医師の情報も重要です。緩和ケア病棟やホスピスは、内科医や精神科医が主に担っているところも多いのですが、痛みの緩和という観点では、麻酔科医がチームに入っていると、より安心ではないかと思います。

麻酔科医が緩和ケアのスタッフにいることで、たとえば神経ブロック注射を使って強い痛みを抑えることができたり、それによって麻薬の使用量を減らせたりといったケースもあります。

神経ブロックによって痛みが改善するのかについては、85名・平均年齢67歳のがん患者さんを対象に内臓痛、体性痛、神経障害性疼痛の痛みを0〜4の5段階で評価したところ、神経ブロック前の平均値は2・53、神経ブロック後の平均値は1・67になったという報告もあります。

痛みの評価が1以上低下したことを「有効」と考えた場合、63%の患者さんに有効であったといえます。このことからも、神経ブロックを行える麻酔科医が緩和医療に関わることは有意義だということがわかるでしょう。

私の知っている病院の緩和ケアチームには、少し前まで麻酔科医が入っていなかったそうですが、麻酔科医が関わるようになって、痛みのコントロールがしやすくなったと緩和ケアのスタッフが話していました。

麻酔科医がいることで、緩和ケアの選択肢が増える可能性は高そうです。

おわりに

本書を手に取っていただき、ありがとうございました。

私は子どもの頃から、「人の役に立つ仕事、人から感謝してもらえるような仕事をしたい」と思っていました。「将来はお医者さんか警察官かな」と考え、高校時代は警察官への道を頭の片隅に置いて柔道部で汗を流していましたが、父親をはじめ親族に医者が多かったこともあり、医学の道に進みました。

麻酔科医を選んだのは、研修医時代、麻酔科の「結果がすぐわかる面白さ」を知ったことがきっかけです。

たとえば内科の場合、「血圧が高いですね。それでは薬を出すので1カ月後にまた来てください」というように様子を見ながら治療を進めていきますから、結果が出るまでに時間がかかります。

その点麻酔科医の仕事は、手術室に入って麻酔をかければ患者さんはすぐ深く眠り、手術が終わればスッと目を覚ますというように、目の前で患者さんの変化を見ることができます。

またほかの診療科と異なり、手術の麻酔は「患者さんを正常な状態から異常な状態にもっていく」ことだといえます。それを当たり前のように安全に元に戻さなければならないというハードルの高さに、やりがいを感じました。

気管挿管や神経ブロック注射などの手技が多く、技術の差が出やすいところも、自分には向いていたと思います。

とはいえ、当初は迷いがありました。当時は母親から「麻酔科って医者なの？」と尋ねられるほど認知度が低く、また麻酔科医の仕事は直接的に病気やけがを治療するものではありません。「人の役に立って感謝してもらえるような仕事」をしたいと考えたとき、「麻酔科で本当によいのか」という気持ちもあったのです。

しかし麻酔の勉強は興味深く、経験を積んだ今も「麻酔は面白い」という気持ちは変わらず続いています。元来は飽きっぽく、趣味なども長続きしない性質なので、やはり麻酔科医の仕事は自分に合っているのだろうと思います。

そして麻酔科医としてさまざまな仕事に挑戦するうちに、「人の役に立って感謝してもらえるような仕事」にも幅広く取り組めるようになったと感じています。

産科クリニックと麻酔科医が連携する体制がなかった時代、無痛分娩に麻酔科医が関われるように麻酔科医のチームをつくり、私自身も産科クリニックで数多くの無痛分娩を手がけるようになりました。

現在携わっている鼻の手術治療専門のクリニックでは、日帰り手術を可能にする全身麻酔にも挑戦し、小児から高齢者まで安全に日帰りで全身麻酔手術を受けていただいています。これらの経験をもとに、現在では産科麻酔や日帰り麻酔の知識と経験を持つ麻酔科医を育成し、紹介する会社も経営するようになりました。

また、たまたま知り合った獣医師の先生から「今度、麻酔のことを教えてください」と依頼されたことをきっかけに、近年は獣医師向けの獣麻酔の監修や指導なども行っています。

自分の麻酔科医としての知見を、より多くの人に役立ててもらいたいという気持ちは強く、今回は「麻酔科医だからこそわかる痛みのとり方や、そのメリットなどを広く知っていただくこと」を目指し、書籍の執筆に取り組んだ次第です。

本書が読者のみなさんにとって、少しでも痛みのない生活を送れる一助になることを願っております。また、おまけでも構わないので、麻酔科医とは何者なのかということも知っていただければ幸いです。

手術と麻酔の歴史をさかのぼると、麻酔によって手術ができるようになったわけではなく、もともと手術が開発されていて、後に麻酔が発見されました。麻酔の発見以前は、麻酔なしで地獄のような痛みと恐怖の中、乳房切除術などの手術が行われていました。患者さんも苦しみますが、医者側も泣き叫ぶ患者さんにメスを入れ、腫瘍を摘出していたわけですから、相当恐ろしかったに違いありません。

昔の手術は今と違い、出血のリスクも高く、感染症による死亡も多かったことから、文字通り「命がけの最後の手段」でした。

今や手術は治療の重要な柱となっており、麻酔を受けずに手術を受けることはないでしょう。内視鏡検査や歯科治療でさえ、鎮静という麻酔が普及しているほどです。ヒトは痛みをとり除くことを積極的に受け入れてきました。

手術における麻酔（痛みをとり除く行為）は普及しているにもかかわらず、日本では十分に普及していない麻酔もあります。たとえば無痛分娩や、緩和医療における麻薬がそれにあたります。

医師不足や知識不足など医療者側の問題もありますが、「分娩は痛みがあるからこそ愛情につながる」「麻薬を使うと寿命が縮む、中毒になる」など、患者さん側の誤解も多くあります。本書を通じ、そのような誤解を解き、すべての無要な痛みを軽減してほしいと願っております。

本書を読んでご感想などありましたら、私のメールアドレス（kunitomo19790406@yahoo.co.jp）に送っていただければと思います。返信はできないかもしれませんが、必ず目を通します。

また、これからもさまざまな媒体を通して、情報発信を行っていきたいと思います。

そして、皆様の人生が少しでも苦痛の少ない幸せな時間であるように心から願っております。

最後に、本書の執筆、出版にあたりまして、四本恭子様、千葉はるか様、梁順喜《ヤンスニ》様にはご尽力いただきありがとうございました。皆様の力なくして、この本は完成しませんでした。

また私が普段勤務しているクリニックのスタッフの皆様にもこの場を借りて感謝を伝えたいと思います。みんなのおかげで楽しく働けます。

最後に、かけがえのない私の家族、特にさくらと秀介、いつもありがとう。

柏木邦友

2022年10月

註

1—Chloe Alexandre et al. Decreased alertness due to sleep loss increases pain sensitivity in mice. Nat Med. 2017 Jun;23(6):768-774.

2—Linda A. Hatfield. Sucrose decreases infant biobehavioral pain response to immunizations: a randomized controlled trial. J Nurs Scholarsh. 2008;40(3):219-25.

3—Tor D. Wager et al. Placebo-induced changes in fMRI in the anticipation and experience of pain. Science 303, 1162-7 (2004).

4—閾値が高くなるとする論文の出典：Lautenbacher S, et al. Age changes in pain perception: A systematic-review and meta-analysis of age effects on pain and tolerance thresholds. Neurosci Biobehav Rev. 2017;75:104-113.

5—閾値が低くなるとする論文の出典：El Tumi H, et al. Age-related changes in pain sensitivity in healthy humans: A systematic review with meta-analysis. European Journal of Pain. 2017;21:955-964.

6—M. Blankenburg et al. Reference values for quantitative sensory testing in children and adolescents: developmental and gender differences of somatosensory perception. PAIN 149(2010) 76-88.

7—A Taddio, et al. Effect of neonatal circumcision on pain responses during vaccination in boys.

Lancet. 1995 Feb 4;345(8945):291-2.
8—Goodenough B, et al. Unravelling age effects and sex differences in needle pain: Ratings of sensory intensity and unpleasantness of venipuncture pain by children and their parents. Pain 1999;80:179–90.
9—Nanna B Finnerup, et al. Pharmacotherapy for neuropathic pain in adults: a systematic review and meta-analysis. Lancet Neurol. 2015 Feb;14(2):162-73.
10—がん疼痛の薬物療法に関するガイドライン２０２０年版
11—新版がん緩和ケアガイドブック（青海社）
12—がん患者におけるせん妄ガイドライン
13—Susan Chater, et al. Sedation for intractable distress in the dying–a survey of experts. Sedation for intractable distress in the dying–a survey of experts. Palliative Medicine. 1998 Jul;12(4):255-69.
14—Tatsuya Morita, et al. Practices and attitudes of Japanese oncologists and palliative care physicians concerning terminal sedation: a nationwide survey. J Clin Oncol. 2002 Feb 1;20(3):758-64.
15—The World Health Organization and the Worldwide Palliative Care Alliance：Global atlas of palliative care at the end of life 2014. p.14.
16—厚生労働省医政局医事課医師等働き方改革推進室　医師の働き方改革について
17—周術期禁煙プラクティカルガイド
18—医療用麻薬によるがん疼痛緩和の基本方針

参考文献

『痛みの考え方　しくみ・何を・どう効かす』丸山一男著、南江堂
『がん治療の治療抵抗性の苦痛と鎮静に関する基本的な考え方の手引き　2018年版』日本緩和医療学会　ガイドライン統括委員会編集、金原出版株式会社
『がん疼痛の薬物療法に関するガイドライン　2020年版』日本緩和医療学会　ガイドライン統括委員会編集、金原出版株式会社
『ペインクリニック診断・治療ガイド　痛みからの解放とその応用　第5版』大瀬戸清茂監修、日本医事新報社
『頭痛の診療ガイドライン2021』日本神経学会・日本頭痛学会・日本神経治療学会監修、医学書院
『疼痛医学』田口敏彦ら監修、医学書院

著者略歴

柏木邦友《かしわぎくにとも》

麻酔科専門医。東京マザーズクリニック麻酔科医。アネストメディカル株式会社代表取締役。

二〇〇四年順天堂大学医学部卒業後、二〇〇六年順天堂大学浦安病院臨床研修修了。順天堂医院、順天堂練馬病院麻酔科、聖隷浜松病院麻酔科を経て、二〇〇九年からは順天堂大学浦安病院麻酔科で主に勤務し、手術麻酔を中心にペインクリニック外来、産科麻酔に従事していた。

二〇一四年以降は、鼻のクリニック東京、東京マザーズクリニックで主に勤務している。鼻のクリニック東京では年間一〇〇〇件以上の全身麻酔日帰り手術を担い、東京マザーズクリニックでは年間三〇〇件近くの産科麻酔に関わっている。

幻冬舎新書 671

とれない「痛み」はない

二〇二二年十一月三十日 第一刷発行

著者 柏木邦友

発行人 見城徹

編集人 小木田順子

編集者 四本恭子

発行所 株式会社 幻冬舎

〒一五一-〇〇五一 東京都渋谷区千駄ヶ谷四-九-七

電話 〇三-五四一一-六二一一(編集)

〇三-五四一一-六二二二(営業)

公式HP https://www.gentosha.co.jp/

ブックデザイン 鈴木成一デザイン室

印刷・製本所 株式会社 光邦

検印廃止

Printed in Japan ISBN978-4-344-98673-2 C0295

か-31-1

*この本に関するご意見・ご感想は、左記アンケートフォームからお寄せください。

https://www.gentosha.co.jp/e/

渡辺雄二

体を壊す10大食品添加物

本書では消費者の体を確実に蝕んでいる、最も危険な10の食品添加物を紹介。普段口にする食品には体に悪い物質がこんなにも使われていた。食を見直すきっかけになる、現代人必読の書。

松井孝嘉

首こりは万病のもと

うつ・頭痛・慢性疲労・胃腸不良の原因は首疲労だった！

「原因不明」や「ストレス」と診断される数多の体調不良の原因は、首にある！ うつむき姿勢で起こる首のこりが心身をむしばんでいることを指摘し、首を酷使する現代人に警鐘を鳴らす一冊。

久坂部羊

寿命が尽きる2年前

2年後に死ぬとわかったら、あなたは何を想うでしょう。〝必ず来る〟〝その時〟はいつで、どうなる？ 自分の寿命はどこまで延ばせるか。人気の医師作家による「楽に人生をまっとうする」方法。

綾小路きみまろ

人生は70代で決まる

中高年の老いをネタに毒を吐いてきた漫談家も70代に突入。長年、中高年を見続けてきた経験から「人生は70代で決まる」と断言。その根拠は何なのか？ 笑いの中に「老い」の知恵をちりばめた抱腹絶倒の一冊。

幻冬舎新書

泉谷閑示

「うつ」の効用

生まれ直しの哲学

独自の精神療法を行ってきた精神科医がうつの根本的な仕組みを解明。「すべき」ではなく「したい」を尊重することが重要と説く。生きづらさを感じる人が、自分らしく生き直すための教科書。

山本健人

がんと癌は違います

知っているようで知らない医学の言葉55

「意識不明」「全治」など実は医者が使わない言葉や、「清潔・不潔」「癒着」など分かりにくい医者の言葉。患者と医者の「誤解の素」になる言葉をやさしく解説。人生100年時代に必須の医学知識が身につく本。

丹羽宇一郎

人間の器

著者によると、「器が大きい人」とは「自分に何の利益がなくとも、他人のために行動できる人」だという。本書では本当の意味で器を大きくするための心のありようや生き方について詳述する。

中村仁一

やはり死ぬのは、がんでよかった

『大往生したけりゃ医療とかかわるな』が52万部のベストセラーになり約9年。「死ぬならがんに限る」といっていた著者は肺がんになるも、「医療とかかわるな」を実践。最後の日々を綴る。

幻冬舎新書

清水忍

ロジカル筋トレ

超合理的に体を変える

なぜここを鍛えるのか、なぜこのフォームか。あなたは目的に合致したフォームや回数を論理的《ロジカル》に考えてトレーニングしているか。わかりやすいイラストと解説が筋トレ効果を最大限にアップする！

大栗博司

探究する精神

職業としての基礎科学

価値ある発見は、自分が面白いと思うことを考え抜く「探究心」から生まれる——世界で活躍する物理学者が基礎科学の研究者としての半生を振り返る。学問を志す人、生涯学び続けたいすべての人に贈る一冊。

忽那賢志

専門医が教える新型コロナ・感染症の本当の話

信頼できる確かな知識が命を守る——新型コロナの日本上陸直後から最前線で治療にあたる専門医が、現場での経験と科学的データをもとに、新型コロナと感染症全般について解説する必読の入門書。

下重暁子

明日死んでもいいための44のレッスン

84歳の著者は人生にやり残したことがなく、死という体験が楽しみですらあるという。そんな著者が日頃から実践し、明日死ぬとしても後悔することがなくなるという44のレッスンを初披露。

幻冬舎新書